Ohne Schreienlassen oder Familienbettzwang

Angela Breitkopf

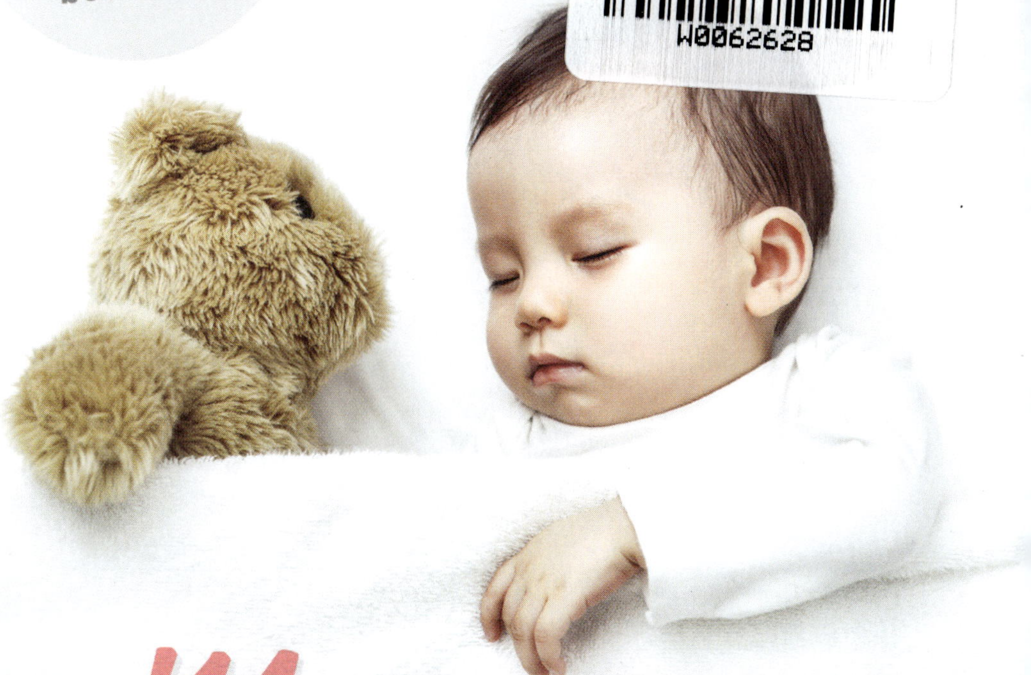

Mama
SCHLÄFT JETZT DURCH

So überstehen Sie die ersten 500 Nächte mit Baby und bringen es zum Durchschlafen

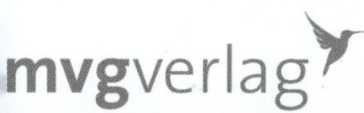

mvgverlag

Bibliografische Information der Deutschen Nationalbibliothek

Die Deutsche Nationalbibliothek verzeichnet diese Publikation in der Deutschen National-
bibliografie. Detaillierte bibliografische Daten sind im Internet über http://dnb.d-nb.de abrufbar.

Für Fragen und Anregungen:
info@m-vg.de

1. Auflage 2016

© 2016 by mvg Verlag, ein Imprint der Münchner Verlagsgruppe GmbH,
Nymphenburger Straße 86
D-80636 München
Tel.: 089 651285-0
Fax: 089 652096

Redaktion: Caroline Kazianka
Umschlaggestaltung: Isabella Dorsch
Umschlagabbildung: Donot6_Studio/shutterstock.com
Abbildungen Innenteil: 14, 33, 35, 46, 169: privat; S. 64, 69, 97, 101: pixabay.com; S. 125, 151,
153, 159: unsplash.com
Satz: inpunkt[w]o, Haiger
Druck: Florjancic Tisk d.o.o., Slowenien
Printed in the EU

ISBN Print 978-3-86882-679-1
ISBN E-Book (PDF) 978-3-86415-940-4
ISBN E-Book (EPUB, Mobi) 978-3-86415-941-1

Weitere Informationen zum Verlag finden Sie unter

www.mvg-verlag.de

Beachten Sie auch unsere weiteren Verlage unter
www.muenchner-verlagsgruppe.de

INHALT

TEIL 3: LEBENSMONATE 6–10: GIMME, GIMME, GIMME SOME SLEEP AFTER MIDNIGHT

TEIL 4: LEBENSMONATE 10–18: THE LION SLEEPS TONIGHT

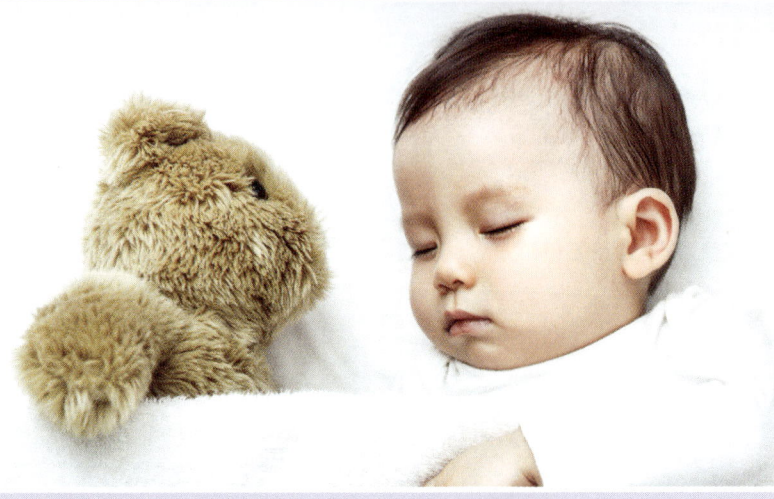

VORWORT:
DARUM DIESES BUCH!

Mittwoch, 13. September 2009, mitten in der Nacht

Es ist schon kurz vor zwei Uhr früh. Ich liege neben meinem Mann, horche auf die Schlafgeräusche meiner neugeborenen Tochter im Bettchen am anderen Ende des Raums und kann vor Erschöpfung, Wut und Angst nicht schlafen. Ich habe Angst, einen möglichen »Ernstfall« zu verschlafen. Ich habe fast ebenso viel Angst, bis zum nächsten Gewecktwerden wach zu liegen. In meinem Kopf dröhnt es »gleich, gleich, vielleicht schon in zehn Minuten wird sie wieder wach«. Also MUSS ich schlafen! Jetzt!

Ich hasse den schlafenden Mann mit seinem ruhigen Atem neben mir. Ich hasse es, wie er das nächtliche Herumtragen, das x-fache Stillen, das Ächzen und Weinen zu überhören scheint. Wie kann der nur so SCHLAFEN!!?

Mir graut vor dem nächsten Tag, den ich schon komplett übermüdet beginne. Dieser kaugummizähe Babyalltag, bestehend aus Wickeln, Herumtragen, Bespielen, Stillen, Ausfahren, noch mehr Wickeln, wieder Stillen, noch mehr Herumtragen – und dabei stets ein frohes Gesicht machen. Zum Kotzen, das Ganze! Ich beginne zu weinen vor lauter Frust. Aber leise, damit keiner wach wird.

Würde ich bloggen oder Tagebuch schreiben, hätte ein Eintrag vor knapp sechs Jahren vermutlich so ähnlich ausgesehen. Denn so fühlte ich mich damals oft als frischgebackene Mama einer kleinen Tochter. Der Schlafmangel machte mich fertig. Ich war, wie es in einem Zeitungsartikel so treffend beschrieben ist, ein »Mombie«. Eine Zombie-Mama, die nachts hohläugig und barfuß durchs Haus tappte, ein schmatzendes Baby an der Brust, ziellose Wut im Bauch und bleiernen Nebel im Kopf.

Jetzt, sechs Jahre und zwei weitere Kinder später, ist natürlich alles anders. Zum Beispiel tappe ich nachts in dicken Socken herum. Die Kinder finden meine Brust nicht mehr spannend, und die Wut im Bauch ist auch weitgehend verflogen. Nur der müde Nebel im Kopf, der bleibt mir wahrscheinlich noch einige Jahre erhalten. Obwohl inzwischen auch mein Mann ziemlich oft für die Kinder aufsteht.

Babys und Kleinkinder haben ein Grundrecht auf feinfühlige Zuwendung und Nähe durch ihre »primäre Bezugsperson«. In unseren Breiten ist das in den ersten anderthalb Jahren meist die Mutter. Je jünger die Kinder sind, desto prompter sollte diese Zuwendung erfolgen, auch nachts. Ein gewisses Schlafdefizit ist für Mütter von Babys und Kleinkindern also kaum zu vermeiden. Es gehört einfach zum Beginn der Familienphase wie Zwergenaufstände an der Supermarktkasse und Breiflecken auf der Lieblingsbluse.

Doch nur, weil der Schlafmangel junger Mütter so weitverbreitet ist, darf man ihn nicht leichtfertig abtun. Wer über einen längeren Zeitraum zu wenig Schlaf bekommt, wird depressiv, unkonzentriert, aggressiv und krank. Systematischer Schlafentzug, eine besonders perfide Foltermethode, zerstört Menschen. Und sind Mütter etwa keine Menschen?

Wie also lässt sich der Konflikt »Baby braucht Zuwendung – Mama braucht Schlaf« lösen? Diese Frage hat mich nicht mehr losgelassen. Und als ich schließlich mein drittes Kind erwartete, wollte ich es endlich genau wissen und machte mich auf die Suche nach der Lösung für dieses Dilemma.

Als Erstes las ich mich noch einmal durch die einschlägige Ratgeberliteratur von Autoren wie Remo Largo, Annette Kast-Zahn, Steve Biddulph, William Sears, Christine Rankl, Herbert Renz-Polster und Elizabeth Pantley. Dann führte ich eine ganze Reihe von Gesprächen mit Fachleuten und bat zudem Mütter in meinem Umfeld mit mindestens drei Kindern und/oder entsprechendem fachlichem Hintergrund um ihre Tipps, wie ein Baby sanft an familienfreundliche Schlafgewohnheiten herangeführt werden kann.

Ich hörte viele widersprüchliche Aussagen und wunderte mich beim Lesen einiger Bücher über absurd alltagsferne Ratschläge. Doch ich bekam auch den einen oder anderen guten Hinweis – und diese Tipps, gepaart mit meinen Erfahrungen aus Pi mal Daumen 1600 Nächten mit Kindern unter 18 Monaten, möchte ich mit Ihnen teilen. Damit auch Sie und Ihr Baby zu einem möglichst erholsamen Schlaf finden.

In diesem Buch erfahren Sie ...

- ... was den Schlaf kleiner Babys so besonders macht,
- ... welche Erwartungen Sie in der Babyzeit an Ihr eigenes Schlafpensum stellen können,
- ... wie Sie Ihrem Kind von Anfang an helfen können, gute Schlafgewohnheiten zu entwickeln,
- ... wie Sie Ihr Baby ohne »Schreienlassen« zum Durchschlafen bewegen können,
- ... wann und wie Sie Ihr Baby auch nachts sanft von der Brust oder Flasche entwöhnen,
- ... was das Prinzip »Mama first« bedeutet und wie es Sie dabei unterstützt, den Alltag als Kleinkindmutter zu meistern,
- ... wie die ganze Familie dazu beitragen kann, dass möglichst alle gut schlafen, also auch Sie als Mama.

Ich bin keine akademisch qualifizierte Fachfrau für den Schlaf von Babys – nur eine Journalistin, die drei Kinder in vier Jahren bekommen hat und sich daher fast zwangsläufig intensiv mit dem Thema Babyschlaf auseinandergesetzt hat. Wenn aber halbwegs seriöse Journalisten etwas halbwegs ernst nehmen, dann ist das eine sorgfältige Recherche. Ich habe deshalb

Wert darauf gelegt, die hier genannten Zahlen und Fakten noch einmal mit »richtigen« Experten wie Kinderärzten und Entwicklungspsychologen abzugleichen.

Wenn Frauen heute zum ersten Mal Mutter werden, sind sie zu Recht oft verunsichert und fühlen sich wie »ins kalte Wasser geworfen«. Auch mir selbst fehlte jede praktische Babyerfahrung, als ich meine älteste Tochter bekam. Sie war sogar das erste Neugeborene überhaupt, das ich im Arm hielt. So eine Situation macht nervös, und der viel beschworene Mutterinstinkt hilft dann auch nur bedingt weiter.

Erschwerend kommt hinzu, dass in der Kleinkindpädagogik und Säuglingspflege seit etwa 100 Jahren ein wahres Trendgewitter stattfindet. Diese Trends folgen meist dem propagierten Menschenbild der jeweiligen Epoche und sind durchdrungen von politischer oder wissenschaftlicher Ideologie.

Fast jede Generation der letzten Jahrzehnte wurde durch eine andere, oft gegensätzliche Erziehungshaltung geprägt, weshalb heute auch zwischen den verschiedenen Generationen innerhalb einer Familie kaum Einigkeit darüber herrscht, wie »man« denn nun mit Babys umgehen soll – gerade nachts.

Es ist also trotz der Ratgeberflut nicht leicht, als Mutter eines Babys Anregungen zu finden, die ausgewogen und dazu möglichst ideologiefrei sind. Wenn Sie in diesem Buch ein paar undogmatische Tipps für sich finden können, dann hat das Buch seinen Zweck erfüllt.

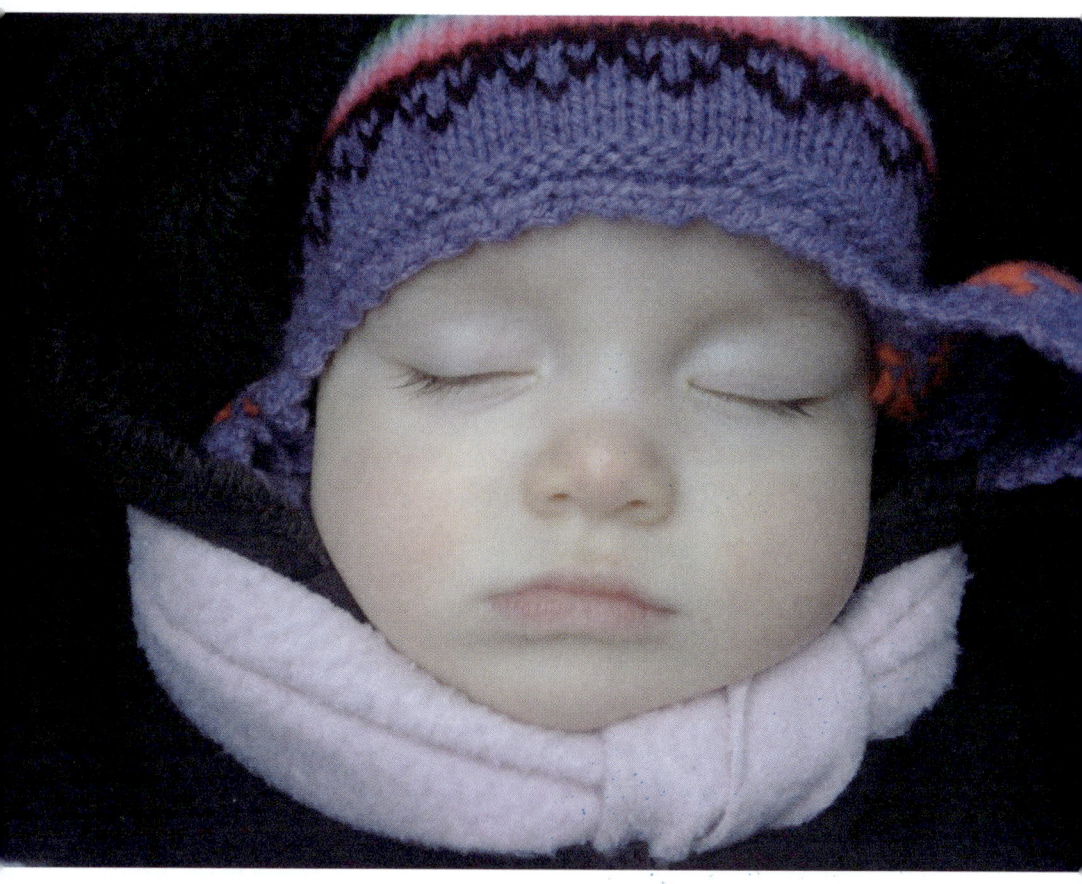

Unsere Erstgeborene war ein echtes Schlaftalent – nur wussten wir das damals noch gar nicht zu schätzen.

Wer profitiert von den hier versammelten Tipps?

Dieses Buch richtet sich an die Mütter altersgerecht entwickelter Babys in den ersten 18 Monaten.

Auf ein Kind mit einem anspruchsvolleren Startpaket ins Leben (Allergien, Frühgeburtlichkeit, Anpassungsstörungen, Schreibabys, Behinderungen etc.) sollten Sie allerdings individueller eingehen. Wenn Sie also nicht sicher sind, ob die Hinweise in diesem Buch auch passend für Sie und Ihr Kind sind, sprechen Sie bitte vorher mit Ihrem Kinderarzt.

Auch soll dieses Buch eher zur Vorbeugung ungünstiger Schlafgewohnheiten dienen denn als Programm zur Behandlung bereits bestehender Problemsituationen. Leiden Babys und Kleinkinder über Monate unter massiven Schlafstörungen, hat das oft komplexe Gründe. Und dann zögern Sie bitte nicht, fachärztliche Hilfe in Anspruch zu nehmen.

Gleichwohl können die hier aufgeführten Tipps helfen, ein in Sachen Schlaf kurzzeitig »destabilisiertes« Baby wieder mehr ins Gleichgewicht zu bringen.

Wie Sie dieses Buch nutzen können

Ich weiß aus eigener Erfahrung, wie es sich anfühlt, wenn man als werdende Mutter das weite und gnadenlose Land der ungebetenen Ratschläge betritt. Und ich kann es Ihnen leider nicht schonender sagen: Aus diesem Land kommen Sie als Mutter nie mehr raus.

Deshalb: Ich will Ihnen um Gottes willen nichts vorschreiben. Es ist Ihre Familie, Ihr Kind, Ihr Weg. Also greifen Sie sich aus den hier versammelten Tipps bitte nur diejenigen heraus, die Ihnen plausibel und für Ihre individuelle Situation passend erscheinen – den Rest können Sie sich getrost sparen.

Da ich selbst am liebsten handliche Ratgeber mit viel Praxisbezug lese, habe ich bei diesem Buch auch bewusst auf unnötigen Theorieballast verzichtet. Das heißt aber nicht, dass die Theorie nicht hochinteressant und lesenswert ist. Sie werden daher an diversen Stellen entsprechende Literaturempfehlungen finden sowie immer wieder spannende Exkurse und Checklisten. Darüber hinaus fasse ich am Ende jedes Kapitels die wichtigsten Erkenntnisse und Inhalte noch einmal zusammen.

Babys und Kinder beim Aufwachsen zu begleiten ist eines der schönsten und größten Abenteuer im Leben. Und ich wünsche Ihnen, dass Sie dieses Abenteuer möglichst ausgeschlafen erleben.

Ihre

»Am Anfang sind alle Mütter Mutanten.
Ich wäre für meine Kinder ins Meer gesprungen,
aber es war nicht so, dass ich gleich nach der Geburt gesagt hätte:
Ja, fertig ist die Mutter.
Das hat total gedauert. Und ich hab gedacht:
Mit mir stimmt was nicht. Weil ich alles so höllisch anstrengend fand.«

ANNETTE FRIER,
Schauspielerin und Komikerin,
seit 2008 Mutter von Zwillingen

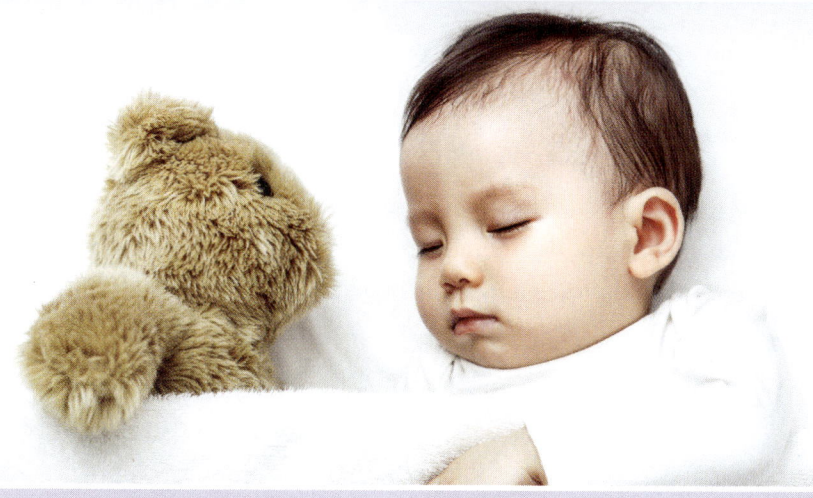

LOST IN EDUCATION –
WILLKOMMEN
IM RATGEBERDSCHUNGEL

»Babys zwischen sechs und zwölf Monaten werden im Schnitt ein- bis zweimal pro Nacht wach.« (E. Pantley: *Schlafen statt Schreien*)

ဆ ဗ

»So individuell Babys sind: Es dauert bei allen eine ganze Weile, bis sie ›erwachsenere‹ Schlafmuster entwickeln. Bei den meisten Kindern ist das erst nach zweieinhalb bis drei Jahren so weit.« (J. Dibbern: *Verwöhn dein Baby nach Herzenslust*)

଼ ଼

Ab dem sechsten Monat ist »bei Ihrem Baby (…) die biologische Reifung so weit abgeschlossen, dass es nachts nichts mehr zu trinken braucht und circa elf Stunden hintereinander schlafen kann«. (A. Kast-Zahn: *Jedes Kind kann schlafen lernen*)

଼ ଼

»Schlafprobleme mit stark gehäuftem Aufwachen beginnen zu rund 80 Prozent mit sechs bis sieben Monaten.« (C. Rankl: *Endlich durchschlafen*)

଼ ଼

»Nach dem dritten Lebensmonat ist der Säugling nicht mehr auf nächtliche Nahrungszufuhr angewiesen.« (R. Largo: *Babyjahre*)

଼ ଼

»Die Idee besteht (…) darin, langsam, respektvoll und behutsam das Schlafverhalten des Babys zu verändern.« (E. Pantley: *Schlafen statt Schreien*)

଼ ଼

»Wenn Sie Dinge ändern müssen, an die sich Ihr Baby gewöhnt hat, ist es oft am besten, das auf der Stelle und ganz radikal zu tun, statt langsam und Schritt für Schritt.« (A. Skula: *Sweet Dreams*)

଼ ଼

Na ...? Sind Sie schon verwirrt genug?

Oder wollen Sie noch ein paar weitere Ratgeber zu frühkindlichem Schlafverhalten durchblättern?

Für die oben stehende Zitatesammlung bin ich einfach in die nächste größere Buchhandlung gegangen, habe mir einen Stapel Babyratgeber geschnappt und ein wenig quergelesen. Genau so, wie es fast alle Frauen machen, die ein Baby erwarten oder es vor Kurzem geboren haben.

Bei einem Thema so »nah am Menschen« ist es eigentlich auch kein Drama, wenn sich die Standpunkte und Empfehlungen der verschiedenen Ratgeber manchmal widersprechen. Schwierig wird es nur, wenn Sie als frischgebackene Mutter versuchen, all diese Tipps gleichzeitig umzusetzen und sich die »Lufthoheit über dem Kinderbett« ungeprüft und ohne kritische Rückfrage von anderen nehmen lassen. Experten wissen es nämlich auch nicht zwingend besser.

Wie eine Gesellschaft mit ihren Babys umgeht, ist immer auch Ausdruck des jeweiligen Zeitgeists. Und wie der Kinderarzt und Buchautor Herbert Renz-Polster sehr richtig sagt: »Bis heute gibt es keine einzige Meinung in Sachen Erziehung (...), die nicht von irgendeinem Experten oder irgendeiner Forscherin begründet und ›wissenschaftlich‹ abgesichert wurde – und sei sie noch so abwegig.«

Ihr gesunder Menschenverstand und die Liebe zu Ihrem Kind sind in dieser komplexen Situation oft die verlässlichsten Ratgeber. Als kleinen Service fasse ich für Sie im nächsten Kapitel kurz zusammen, welche Meinungen zum Thema »Nächte mit Baby« derzeit die Debatten bestimmen bzw. besonders en vogue sind.

Titanenkampf der Weltanschauungen

Wenn Sie als frischgebackene Mama heute Ihr schlafendes Baby im Arm halten, sind Sie nur selten so allein, wie Sie sich vielleicht manchmal fühlen. Meist werden Sie von einem unsichtbaren, aber sehr lästigen Schwarm innerer Stimmen umkreist. Diese Stimmen kommentieren wie der Chor in einem antiken Drama alles, was Sie tun – ja sogar alles, was Sie denken.

»Owei, jetzt ist die Kleine wieder beim Trinken eingeschlafen. Hoffentlich gewöhnt sie sich nicht daran!«

»Waas? Du willst ihn jetzt ablegen, weil dir der Arm fast abfällt und du endlich was essen willst? Pfft, und was ist dann mit seinem Urvertrauen?! Du weißt doch, für eine sichere Bindung ist Tragen so wichtig!«

»Kind, jetzt leg den Kleinen endlich mal ab. Du ziehst dir sonst in Nullkommanichts einen kleinen Tyrannen heran.«

»Jetzt weint sie? Dann nimm sie doch mit in dein Bett!«

»Sie weint? Dann nimm sie bloß nicht mit in dein Bett!«

Woher kommen diese Stimmen? Und warum widersprechen sie sich ständig? Es sind die unterschiedlichen Auffassungen über Babypflege und Erziehung der letzten Jahrzehnte, die Sie mit ihren oft paradoxen Botschaften überschwemmen. Ob der Partner, die Verwandten, die Freundinnen, Kinderärzte, Hebammen und Babykursleiter, die anderen Eltern oder wildfremde Menschen in der Schlange vor der Supermarktkasse – sie alle haben eine Stimme in diesem Chor der Meinungen. Und wenn Sie genauer hinhören, werden Sie erkennen, dass sich der Chor seit einigen Jahren in zwei Stimmgruppen teilt, die sich einen harten Wettkampf um die Meinungshoheit liefern. Ich nenne sie im Folgenden »Hardliner« und »Romantiker«.

Die Stimmen der Hardliner sind tendenziell ängstlich und schrill. Sie verwenden markiges Vokabular, und ihnen geht es meistens um Kontrolle und Autorität. Kinder sind in ihren Augen wahlweise entweder gelehrige Zirkusäffchen, denen eine konsequente Mutter auch noch das aberwitzigste Verhalten andressieren kann, oder unersättliche Dämonen, die jedes mütterliche Zugeständnis sofort ausnutzen. Hardliner blicken seit Beginn des vorigen Jahrhunderts auf eine lange Tradition der Gefühlskälte zurück: vom Siegeszug des Fütterns-nach-der-Stechuhr in der Kaiserzeit und dem kruppstählernen Baby-Drill unter den Nazis über die »modernen« Konditionierungsmethoden der Behavioristen in den 1950er-Jahren und das unselige Schlafprogramm von Richard Ferber (*Solve Your Child's Sleep Problems*, erschienen 1985) bis hin zu heutigen neoautoritären Stimmen, die mehr Disziplin fordern und vor Tyrannen warnen. Wenn Sie einen Hardliner fragen, wann Babys ein familienfreundliches und damit vor allem mütterfreundliches Schlafverhalten entwickeln, werden Sie vermutlich so etwas hören wie: »Schon bald ab Geburt, wenn Sie nur konsequent genug sind. Alle Babys schreien nun mal, da muss jede Mutter durch.«

Die Stimmen der Romantiker wiederum fließen über vor Gefühl, und ihr esoterisch verbrämter Wellness-Sprech erscheint oft wie von Vogelgezwitscher untermalt. Romantiker schwelgen bevorzugt in Dschungeldorf-Fantasien und berufen sich auf ein Erbe aus der Altsteinzeit. Richtig hörbar sind sie aber erst seit dem Aufstieg der 68er-Alternativszene zum bürgerlichen Mainstream.

Bei den Romantikern sind Kinder die besseren Menschen. Sie haben niemals Wünsche (die man ja auch mal ablehnen könnte), sie haben nur Bedürfnisse. Diese Bedürfnisse soll die vor weiblicher Urenergie strotzende Mutter jederzeit befriedigen: mit steter Zuwendung, wacher Aufmerksamkeit, freudiger Hingabe, geduldiger Gelassenheit, einem Blankoscheck an Zeit und allzeit griffbereiten Brüsten. Wenn Sie Romantikern die oben stehende Frage nach dem mütterfreundlichen Babyschlaf stellen, werden Sie bereits für die Frage kritisiert: Babys müssen nicht mütterfreundlich schlafen, Mütter müssen babyfreundlich handeln! Also rund um die Uhr tragen, trösten, stillen. Und wenn das Babygeschrei einen monatelang selbst nicht schlafen lässt? »Alle Babys schreien nun mal, da muss jede Mutter durch.«

Lesen Sie ruhig ebenso viele Babybücher wie ich. Sie werden feststellen, dass nahezu jeder Ratgeber beim Thema »Babys Schlaf macht Probleme« irgendwann zu einer von zwei ähnlich unbefriedigenden Lösungen kommt: Entweder Sie landen am Ende doch bei der harten Tour der Altvorderen:

»(kontrolliertes) Schreienlassen« (Hardliner), oder es läuft darauf hinaus, dass Ihnen auf mehr als 150 Buchseiten geraten wird, Sie müssten einfach alles annehmen, lächeln, Ruhe bewahren und durchhalten, da Sie gar nichts ändern können und sollen (Romantiker).

Die Hardliner-Lösung interessiert sich weder für das Seelenleben der Kinder noch für das ihrer Mütter, die die quälerische Praktik des Schreienlassens an vorderster Front umzusetzen gezwungen sind. Die Romantiker-Lösung hingegen interessiert sich zwar sehr für die Belange des Babys, erwartet von der Mutter aber eine schier übermenschliche Belastbarkeit. Dabei wird gerne übersehen, dass das Baby auch im linientreuesten Langzeitstiller-Haushalt leiden wird, wenn Mama auf einmal zusammenbricht und von fremden weißen Männern abgeholt wird, weil sie unter irrem Lachen das Familienbett aus dem Fenster geworfen hat.

Gibt es keine Alternativen?

Es muss doch Wege geben, wie Babys und ihre Mütter zu ausreichend Schlaf kommen. Ohne Schreienlassen und ohne mütterliche Selbstaufgabe. Ich habe mich auf die Suche nach diesen Wegen gemacht – nach Wegen, die ebenso mütter- wie babyfreundlich sind. Denn wenn ich in den letzten Jahren eine zufriedene und ausgeruhte Mutter traf, hatte diese meist auch ein ausgeglichenes Baby auf dem Arm.

Deutsches Mutterglück

Sie haben also dieses Baby zur Welt gebracht, dieses wunderbare Wesen, das so winzig ist und doch schon perfekt bis in die Details: die stecknadelkopfgroßen Fingernägel, die faltigen Fußsohlen, die fein ziselierten Öhrchen, die Feenhaare und die klitzekleinen Nasenlöcher. Es ist Ihr Kind, Ihr Ein und Alles – und Sie sind kreuzunglücklich?

Sie leiden unter dem Schlafmangel, den Ihr Schatz Ihnen beschert? Sie fühlen sich in Ihrem »post baby body« nicht sexy wie Heidi Klum, sondern wie einmal auf links gedreht und schlampig wieder zusammengeflickt? Sie hassen es, dass Ihr Aktionsradius seit Wochen so beschränkt ist, dass sich ein Gang zum Bäcker an der Ecke wie eine Weltreise anfühlt? Sie weinen oft ohne »vernünftigen« Grund? Sie haben sogar Tagträume von Ihrem alten Leben ohne Kind? Dann haben Sie ein Problem. Vor allem in Deutschland.

Denn deutsche Mütter haben glücklich zu sein. Vielleicht sogar noch etwas glücklicher als junge Mütter im Rest der Welt. Es waren deutschsprachige Pädagogen wie Heinrich Pestalozzi, die das Konzept der »Mutterliebe« als Ideal weiblichen Lebenssinns Anfang des 19. Jahrhunderts quasi erfunden und in die ganze westliche Welt exportiert haben.

Mutterliebe, das bedeutete selbstloses Glück im Geben fürs Kind, die natürliche Bestimmung jeder Frau und Garant für ihre tiefste Erfüllung. Frauen, die ihren Lebenszweck nicht allein im mütterlichen Selbstopfer sahen, galten seit dieser Zeit schnell als »Rabenmutter« – übrigens auch so ein Wort, das es nur in der deutschen Sprache gibt.

Dieser neue, zutiefst bürgerliche Glaube an das Glück der Mütter war derart erfolgreich, dass heute selbst in einem französischen Film über eine Familie mit Startschwierigkeiten (*Ein freudiges Ereignis* von

Rémi Bezançon) die junge Maman in einer Szene klagt: »Ich hab kein Recht auf Traurigkeit, ich bin doch Mutter geworden.«

Wenn selbst im Vorzeigeland emanzipierter Mutterschaft – in dem Frauen trotz mehrerer Kinder wenige Tage nach der Geburt wieder »très chic« ins Bistro stöckeln, in dem Mütter ihre sechs Wochen alten Babys ganztägig in die »Crèche« stecken und souverän Vollzeit arbeiten dürfen, ohne dafür gesteinigt zu werden –, wenn also selbst diese Glückskekse im Shangri-La der Vereinbarkeit auch schon klagen, dass sie nicht traurig sein dürfen, wie soll es dann erst uns deutschen Mamas gehen?

Die ambivalenten Gefühle des Mutterdaseins zuzulassen und anzunehmen ist hierzulande ein Sakrileg. Mutterschaft ist den Deutschen heilig. Das zeigte sich auch im Frühjahr 2015, als der Twitter-Hashtag #regrettingmotherhood um die Welt ging. Dort beschrieben Mütter ihre zwiespältigen Gefühle gegenüber dem Leben mit ihren Kindern. Den Stein ins Rollen gebracht hatte eine kleine Umfrage der Soziologin Orna Donath unter 25 israelischen Müttern, die allesamt angegeben hatten, ihre Kinder zwar zu lieben, jedoch die Entscheidung für die Mutterschaft inzwischen zu bereuen.

Hui, was ging da für ein Aufschrei durch Deutschland und die deutschen Medien! Hitzige Debatten würzten die TV-Talkrunden des Landes, ob Mütter so etwas überhaupt fühlen dürfen – Reue ob der Mutterschaft?! Und ob das nicht bei den Kindern dieser Mütter ein irreparables Trauma hervorriefe, wenn diese mitbekämen, dass Mami eben nicht nur selig ist, den Rest ihres Lebens mit der Sorge um ihr Wohl und dem Hinterhertragen ihrer Sachen zu verbringen.

Und obwohl ich nicht dabei war, kann ich mir lebhaft ausmalen, zu welchem Schluss viele Stammtischrunden bei diesem Thema wohl kamen: »Pfft, das waren ja auch Israelis, die da gejammert haben! Deutsche Mütter würden so was nicht sagen. Die lieben ihre Kinder und tun alles für sie. Jawoll! Vor allem früher! Da waren die noch richtig zufrieden, so schön daheim, mit den Kindern ...« Ach ja, da ist er wieder, der alte, reaktionäre Mutterkult.

Dass Sie sich als Frau mit Baby in Ihrem Alltagsleben manchmal oft wirklich mies und mutterseelenallein fühlen, das liegt oft weniger an den unbestreitbar anstrengenden Seiten Ihrer Lebenssituation als am typisch deutschen »Mythos Mutterglück«, der Sie mit überdimensionierten Erwartungen überzieht.

Er zeigt sich in Ihrem neuen Leben als Mutter auf unterschiedlichste Weise. Ich skizziere hier nur ein paar erste Ideen, bin aber sicher, Ihnen fallen noch mehr Beispiele ein ...

1. **Ihre Gefühle, Ängste und Beobachtungen werden abgetan und nicht ernst genommen.**
   Wenn Sie sich traurig fühlen, sind das »nur die Hormone«. Die traumatische Geburt? »Ist schnell vergessen.« Und wenn Ihnen das Schlafdefizit und die zahllosen Unterbrechungen im Babyalltag auf die Konzentrationsfähigkeit schlagen, dann diagnostizieren Ihnen besonders kompetenzbefreite Zeitgenossen gerne akute »Stilldemenz«.

2. **Sie erhalten Doppelbotschaften und unerfüllbare Aufträge.**
   »Genieße die Babyzeit, aber verlier bloß nicht den Anschluss im Job.« – »Tu alles für dein Kind, deinen Mann, deinen Chef. Achte aber auch

auf dein Aussehen.« – »Sei jederzeit für dein Baby da, aber verzieh es bloß nicht.«

3. **Einige Ihrer Muttergefühle werden stigmatisiert.**
Aggression, Wut, Hass, Überdruss und Langeweile dürfen Sie als Mutter Ihrem Kind gegenüber nicht empfinden. Und was nicht empfunden wird, darüber wird auch nicht gesprochen. Wenn Sie es doch tun, sind Sie verrückt.

4. **Ihr Leben vor der Mutterschaft wird kleingeredet.**
Ihr »richtiges« Leben begann erst mit der Geburt Ihres Kindes, nicht wahr? Alles, was vorher war, zählt nicht, oder? Wenn Sie jetzt antworten, Sie wären vielleicht auch ohne Kinder glücklich geworden, dann könnten Sie zu hören bekommen, dass Sie mit dieser Aussage Ihre Kinder traumatisieren. Denn als Mutter müssen Sie auf jeden Fall glücklicher sein. So ähnlich geschehen beim Phänomen #regrettingmotherhood.

Seien Sie also auf der Hut vor dem deutschen Mutterglück. Es könnte Sie sonst unnötig unglücklich machen. Doch wie entwaffnen Sie die typisch deutsche Lächelpolizei? Was hilft gegen die Erwartung Ihres Umfelds, dass Sie wie ein erleuchteter Buddha durch Ihr neues Mutterleben schweben?

Vielleicht der Gedanke, dass das Leben als solches viel zu gewaltig, prall und vielschichtig ist, als dass es sich in ein Format pressen ließe, das nicht größer ist als ein chinesischer Glückskeks. Und auch Sie selbst und Ihr Kind sind viel mehr als das. Das wusste übrigens auch schon Buddha – und hat gelächelt.

Claudia (39) – Expertin im Bereich Rechnungswesen und vierfache Mutter (Töchter und Söhne im Alter zwischen einem und acht Jahren)

ℰℛ

»Ich wünschte, man hätte mir gesagt, was mich erwartet. Ich wünschte, man hätte mir gesagt, dass es nicht schön wird.

Meiner besten Freundin würde ich sagen, dass ihr wahrscheinlich der Boden unter den Füßen weggezogen wird. Dass sie sich darauf gefasst machen soll, dass es hart wird, sich als Familie einzufinden. Es wird anstrengend. Man muss sich ganz neu sortieren. Und kann kaum planen, weil im nächsten Moment schon alles anders sein kann. Besonders das erste Jahr mit Baby fand ich immer anstrengend. Aber es ist auch wundervoll, weil man auf eine ganz neue Weise liebt.«

Die Intuition: Mythos & Wahrheit

Da sich die unterschiedlichen Erziehungsratschläge so massiv widersprechen – fahren wir Mütter dann nicht am besten, wenn wir uns ganz auf unser Bauchgefühl, unsere Intuition, unseren viel beschworenen Mutterinstinkt verlassen? Eine legitime Frage und angesichts des Ratgeberwirrwarrs auch sehr verständlich. Nur leider müssen die drei oben genannten Begriffe in Mütterkreisen und Elternzeitschriften schon seit einiger Zeit als Universallösung für wirklich jede Herausforderung im Babyalltag herhalten. Bis zum Exzess wird dort der fühlende Bauch hochgejubelt – leider meist auf Kosten des denkenden Kopfs.

Sie hatten bisher keinen blassen Schimmer von Babys und bekommen jetzt Drillinge? Bleiben Sie locker und hören Sie einfach auf Ihr Bauchgefühl, der Rest ist »a piece of cake«! Ihre Bekannte will ihren viermonatigen Sohn mittels Schlafprogramm zum Durchschläfer ›erziehen‹ und Sie selbst Ihre Einjährige zum Ballett anmelden? Kein Thema, anything goes. Und solange Sie als Mütter ein gutes Bauchgefühl dabei haben, werden auch die Kleinen das sicher super finden. Der Instinkt einer Mutter weiß alles, kann alles, entschuldigt alles. Auch die gröbste Fehleinschätzung, die dämlichste Ignoranz und den blödsinnigsten Egotrip.

Dabei ist am »Mutterinstinkt« durchaus etwas Wahres dran: Junge Eltern auf der ganzen Welt agieren mit ihren Neugeborenen auf eine einzigartige Weise, die ihnen niemand zeigen oder beibringen muss. Hier ein paar Beispiele dieser »intuitiven elterlichen Kompetenzen« (nach Mechthild Papoušek, 1978):

- Instinktiv benutzen Mütter und Väter eine ganz spezielle Art der Kommunikation mit ihren Babys, die sogenannte Ammensprache. Sie kennzeichnen übertrieben wirkende Mimik, eine langsame, ausladende Körpersprache und ein rhythmischer Sprach-Singsang.
- Die Eltern halten Blickkontakt, ahmen die Äußerungen ihres Kindes nach und spiegeln den Gesichtsausdruck.
- Mütter und Väter halten bei der Interaktion mit ihrem Baby instinktiv einen Blickabstand von etwa 30 Zentimetern ein. Denn ein Neugeborenes kann mit seinem noch nicht ausgereiften Sehvermögen so am allerbesten Gesichter erkennen.
- Menschen auf der ganzen Welt halten kleine Babys besonders gerne in der linken Armbeuge. So bleiben die Kleinen ganz Ohr für den Herzschlag, den sie schon im mütterlichen Bauch hören konnten und der deshalb vertraut und beruhigend auf sie wirkt.

Dieses Repertoire angeborener Verhaltensweisen hilft Ihrem Baby, eine sichere Bindung zu Ihnen aufzubauen und sich in der Welt zurechtzufinden. Ihr »Elterninstinkt« ist also durchaus in gewisser Weise vorhanden. Allerdings wird bei der Beschwörung dieser intuitiven »Supermom-Kräfte« gerne Folgendes übersehen:

- Das System der intuitiven Eltern-Kind-Kommunikation ist ziemlich störanfällig und schwächelt bei Sonderbelastung, zum Beispiel wenn das Kind nicht optimal auf Ihre Elternsignale reagieren kann (Behinderung oder Frühgeburt) oder wenn Sie selbst durch negative oder traumatische Kindheitserfahrungen vorbelastet sind.
- Zu Babypflege und Kindererziehung gehört schon etwas mehr an Wissen und Können als nur ein korrekter Blickabstand und liebevolles Gurren in angemessenem Tempo.
- Elterninstinkte hin oder her: Wir Menschen wurden vor allem deshalb zu Gewinnern der Evolution, weil wir »instinktreduzierte Lebewesen« sind. Wir sind in unseren Fähigkeiten nicht durch ein starres Korsett angeborener Verhaltensweisen begrenzt, sondern können unsere Möglichkeiten in dieser Welt um ein Vielfaches erweitern – durch Lernen und Üben, Kultur und Erfahrung.

Mit dieser hohen Lernbereitschaft bei gleichzeitiger Instinktarmut stehen wir Menschen übrigens nicht allein da. Auch bei unseren nächsten Verwandten, den Menschenaffen, gibt es viele Dinge, die gelernt und trainiert

werden müssen, damit sie funktionieren – manchmal auch die Mutter-
rolle. Junge Schimpansenweibchen zum Beispiel erlangen die Fähigkeit,
sich gut um ihren eigenen Nachwuchs zu kümmern, weder durch ihre
angeborenen Instinkte noch durch das Vorbild der eigenen Mutter. Wirklich kompetente und feinfühlige Affenmamas werden sie erst, wenn sie als
halbwüchsige Jungtiere vor der Geschlechtsreife genug Gelegenheit hatten, den Umgang mit Babys ganz praktisch und »hands-on« zu erlernen.

Erfolgreiche Elternschaft ist demnach nicht nur bei uns Menschen auch
Übungssache. Der dänische Familientherapeut Jesper Juul stellt in einem
Interview sogar fest: »So richtig gut wird man erst ab dem vierten Kind.«

Wenn Sie also noch mit den 2er-Windeln ihres Erstgeborenen hantieren und
in Ihrem bisherigen Alltag Babys und Kleinkinder vor allem aus der Fernseh-
werbung kannten, dann fehlt Ihnen zwangsläufig ein wenig die Erfahrung.

Beim Stichwort Erfahrung kommt natürlich auch die so gerne angeführte
Intuition wieder ins Spiel. Aber vermutlich nicht so, wie es die Bauch-
gefühlfans erwarten. Denn gute Intuition ist in erster Linie das Resultat
langjähriger Erfahrung. Jeder Sportprofi, Topmanager, Bergführer, Not-
arzt oder Feuerwehrmann wird Ihnen bestätigen: Umfangreiche Berufs-
erfahrung mündet meist in ein deutlich besseres Bauchgefühl. Die besten
intuitiven Entscheidungen basieren oft auf einem breiten Erfahrungsschatz. Dieser ruht lange im Dunkel des Unterbewusstseins, um dann im
entscheidenden Moment für eine Millisekunde aufzublitzen.

Was heißt das für Ihr Leben als frischgebackene Mutter?

Als Neuling an der Wickelfront dürfen Sie sich zu Recht erst einmal unsicher fühlen. Sie dürfen auch skeptisch sein, wenn scheinbar alle anderen Erstmütter um Sie herum plötzlich über ein unfehlbares »Bauchgefühl« verfügen, Sie selbst aber nur über einen Bauch – ohne schlaue Eingebungen, dafür aber mit Dellen und Schwangerschaftsstreifen. Keine Sorge: Ihre mütterliche Intuition wird mit der Zeit ebenso wachsen wie Ihr Kind. Bis dahin nutzen Sie einfach Ihren Verstand, um sich so weit wie nötig in die Materie »Baby« einzuarbeiten und dabei den gröbsten Unsinn herauszufiltern.

Fangen wir also an … Ich mit meinen mütterfreundlichen Ideen zum Thema »Schlafen trotz Baby im Haus« und Sie mit (halbwegs?) wachem Blick lesend, um sich die für Ihre Situation nützlichsten Tipps herauszupicken.

Ein paar Literaturempfehlungen

Miriam Gebhardt: *Die Angst vor dem kindlichen Tyrannen*, München 2009
Sigrid Chamberlain: *Adolf Hitler, die deutsche Mutter und ihr erstes Kind: Über zwei NS-Erziehungsbücher*, Gießen 1997
Herbert Renz-Polster: *Die Kindheit ist unantastbar*, Weinheim, 2014
Bas Kast: *Wie der Bauch dem Kopf beim Denken hilft. Die Kraft der Intuition*, Frankfurt 2009

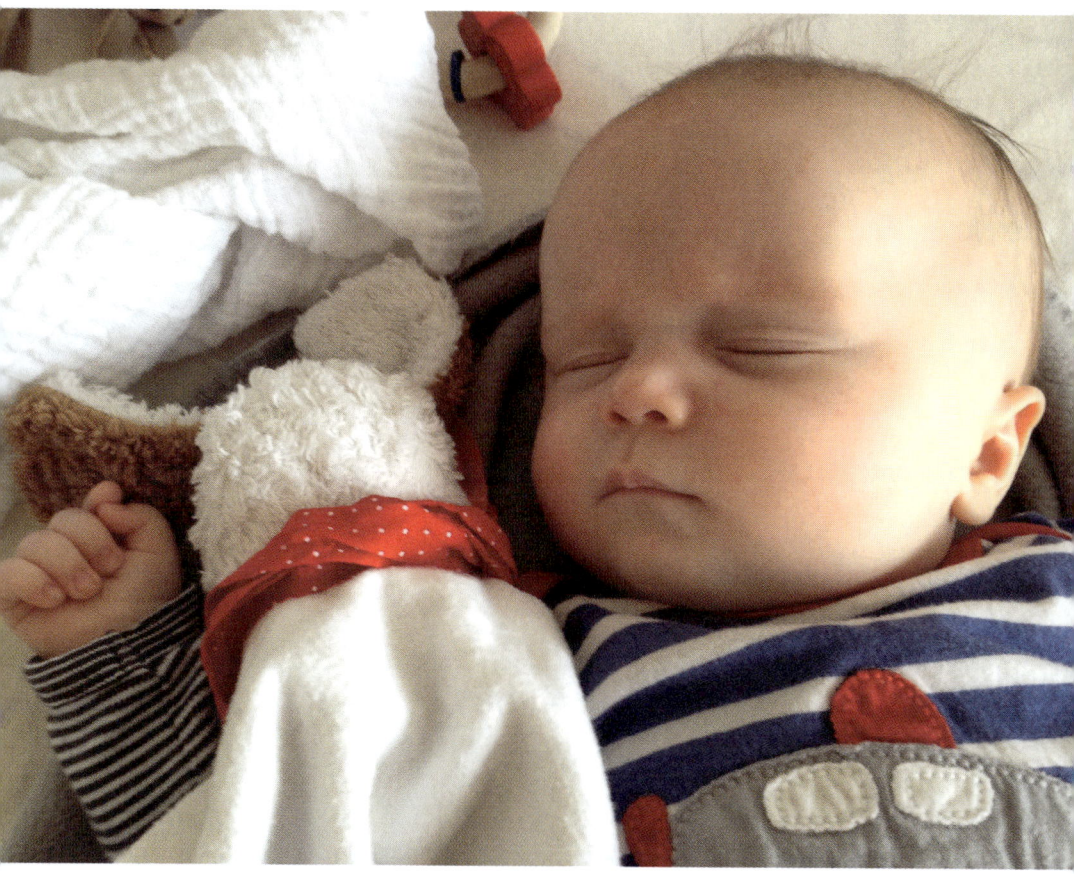

Beim dritten Kind wird alles anders? Nicht wirklich. Auch unser Jüngster, 2013 geboren, hat seine ach so erfahrene Mutter nachts oft ganz ratlos (und alt!) aussehen lassen.

»Es ist nicht immer kuschelig, leicht und schön.
Viele von uns verlieben sich auch nicht
Hals über Kopf in ihr Baby, sondern
brauchen Zeit dafür. Oder die Liebe
ist zwar schon da, sie wird aber überschattet
vom Schlafentzug, von der Hormonumstellung,
einer Depression oder anderen Faktoren.«

HELEN WALSH,
britische Schriftstellerin und
Autorin des Buchs *Ich will schlafen!*,
seit 2008 Mutter eines Sohnes

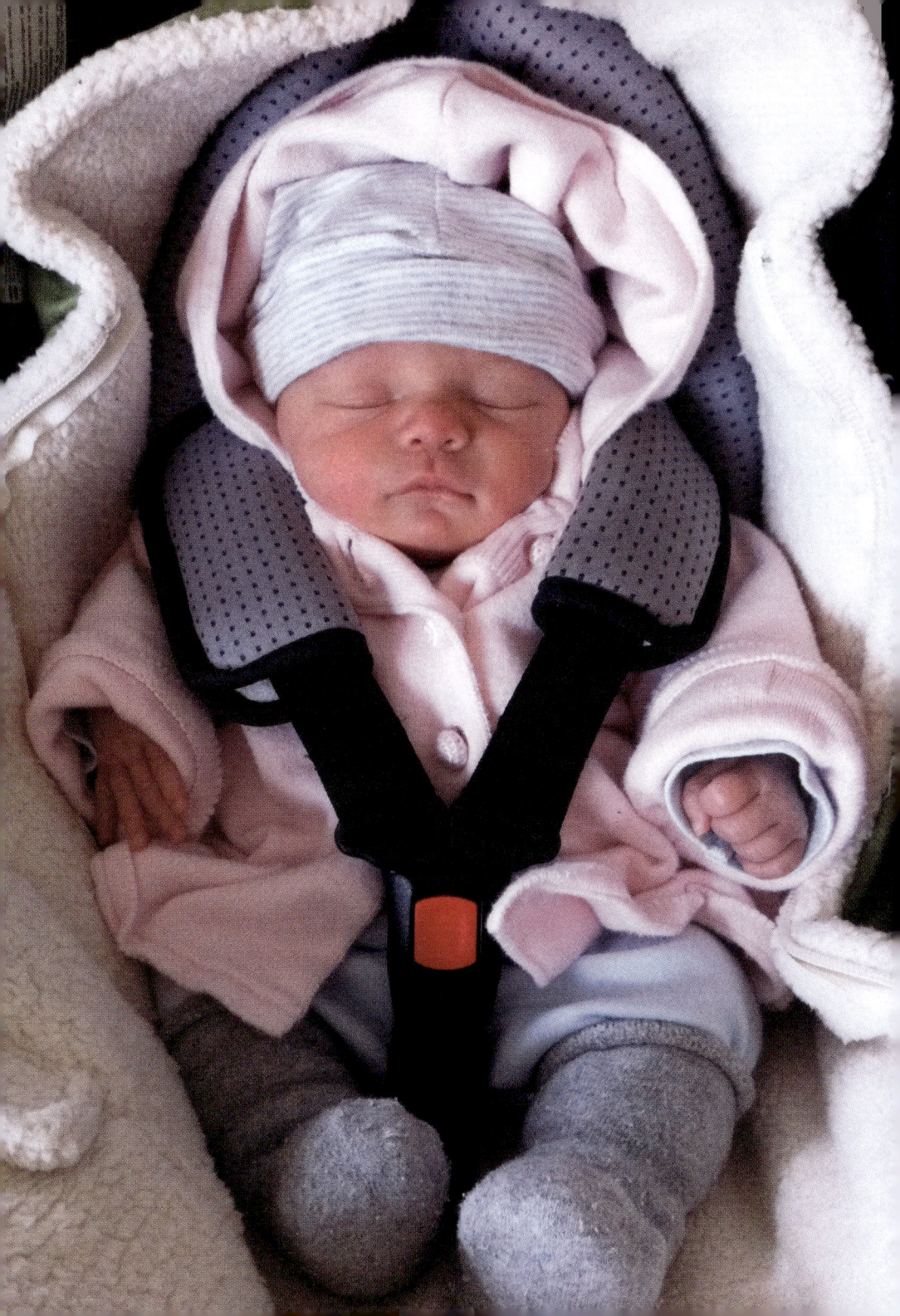

TEIL 1:

LEBENSMONATE 0–3:

I CAN'T GET NO SLEEP

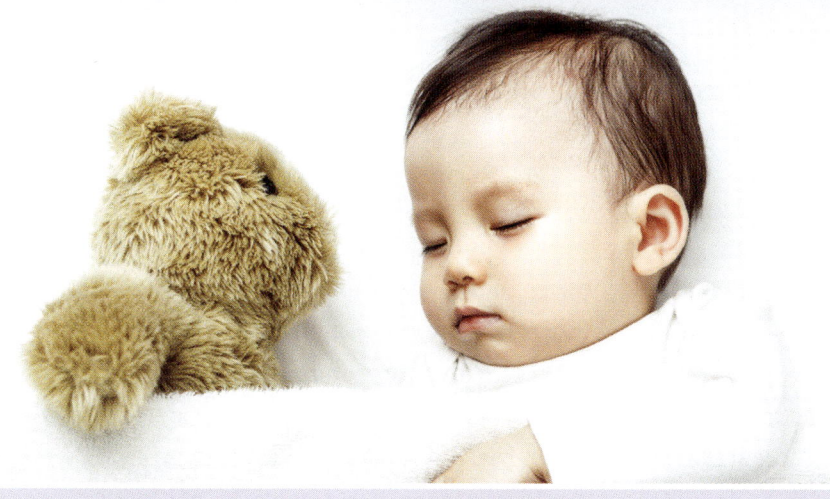

WIE SIE DIE ERSTEN DREI MONATE MIT BABY ÜBERSTEHEN UND DIE BASIS FÜR GUTE SCHLAFGEWOHNHEITEN LEGEN

Das ist die Situation

Ihr Baby wurde vor Kurzem geboren und muss in dieser Welt erst einmal ankommen. Dieser Prozess wird den Start Ihres neuen Alltags mit Kind bestimmen. Neugeborene führen zu Beginn den pränatalen Rhythmus von Schlafen und Wachen einfach weiter, und das kann heißen, dass Ihr Kind in den ersten Tagen fast im Halbstundentakt aufwacht, trinkt und wieder einschläft – rund um die Uhr. So, wie es das in den Monaten zuvor in Ihrem Bauch auch getan hat. Erst nach ein paar Wochen gewöhnen sich Babys allmählich an den für uns normalen Tag-Nacht-Wechsel.

In den ersten drei Monaten schläft ein Baby im Schnitt 14 bis 18 Stunden im Verlauf von 24 Stunden. Das hört sich viel an. Aber denken Sie daran, dass sich diese Zeit auf zahlreiche Schlafhäppchen verteilt.

Der Schlafbedarf eines Menschen wird oft vererbt und variiert sehr stark, daher gelten Abweichungen von bis zu zwei Stunden bei diesen Durchschnittswerten als normal.

Am Tag, also etwa von sieben Uhr morgens bis 20 Uhr abends, macht Ihr Kind drei bis vier Schläfchen von 30 bis 50 Minuten. Dazwischen ist es maximal anderthalb bis zwei Stunden wach.

In der Nacht, etwa von 20 Uhr bis sieben Uhr, benötigt Ihr Baby drei bis vier »Boxenstopps« (meist im Zwei- oder Drei-Stunden-Takt), um Nahrung und Nähe aufzutanken.

In den ersten Lebenswochen wird Ihr Kind sicherlich auch nachts noch Stuhlgang haben und muss daher gewickelt werden. Versuchen Sie, dieses

Wickeln, ebenso wie alle anderen nächtlichen Aktionen, möglichst ruhig, ohne viele Worte und bei gedimmter Beleuchtung zu verrichten. Damit helfen Sie Ihrem Kind, den Tag-und-Nacht-Zyklus zu erkennen.

Geübte Eltern wickeln ihr Baby deshalb direkt am Schlafplatz, idealerweise ohne es umzubetten. So wird es so wenig wie möglich aufgeschreckt und bleibt mit etwas Glück im Halbschlaf. Sehr hilfreich dabei: ein Schlafsack mit günstig liegendem Reißverschluss und ein kleines Nachtlicht. Ich selbst habe nachts oft im Schein eines Handydisplays gewickelt, es klappt aber ebenfalls gut mit einem der LED-Nachtlichter, zu deren Licht kleine Kinder auch später gerne schlafen. Testen Sie verschiedene Varianten durch, bis Sie eine optimale Lösung für Ihre Situation gefunden haben.

> Julia (42) – Förderschullehrerin und dreifache Mutter (zwei Töchter, 2009 und 2012 geboren, und ein Sohn, geboren 2014)
>
> ℰℴ ℭℛ
>
> »Es gibt keine Rezepte. Aber man muss versuchen, den Schlafmangel im ersten Jahr gut zu überstehen, das ist das Wichtigste. Im Zweifelsfall würde ich Müttern immer raten, sich die Möglichkeit zu schlafen irgendwie zu organisieren, über Großeltern, Partner, Babysitter.«

Falls Ihr Baby eine Nacht lang mal weniger oft nach Ihnen verlangt, genießen Sie die Extraportion Schlaf. Aber verfallen Sie nicht der Illusion, das »Durchschlafen« sei jetzt geschafft. Sie werden mit 99-prozentiger Wahrscheinlichkeit noch viele Monate nachts gefordert sein. Es wird seine Zeit dauern, bis Sie wieder Ihre sieben oder acht Stunden Schlaf am Stück bekommen.

Durchschlafen – was heißt das eigentlich?

Die meisten Babyexperten bezeichnen damit lediglich den »Meilenstein« in der Entwicklung, wenn ein Säugling es schafft, nachts zwischen zwei Schlafzyklen à zwei bis drei Stunden Länge bei einem kurzen Erwachen selbstständig wieder ein- und weiterzuschlafen, ohne Nahrung oder elterliche Einschlafhilfen zu benötigen.

Durchschlafen heißt also de facto fünf bis sechs Stunden am Stück schlafen – und nicht elf oder zwölf Stunden, wie die meisten Menschen ohne Babyerfahrung annehmen (und wie manche ältere Verwandte es fordern).

Bis ein Kind regelmäßig von 20 Uhr abends bis sieben Uhr morgens schläft (es also nach jedem kurzen Erwachen auch ohne Sie in den Schlaf zurückfindet), vergehen im Schnitt mindestens anderthalb Jahre. Und das nur, wenn Sie mit einem unkomplizierten Kind in Sachen Schlaf gesegnet sind.

Und das Wörtchen »regelmäßig« verrät Ihnen auch nichts über die zahlreichen Ausnahmen, denn im Leben mit Kindern gibt es 1001 legitime Sondergründe für nächtliche Mama-Einsätze: plötzliche Infekte mit Fieber und/oder Erbrechen, hartnäckiger Husten, Albträume, Nachtschreck, Pipi-Unfälle, Verlaufen beim Toilettengang oder akuter Teddy-Verlust.

Erwarten Sie also vor allem in den ersten Wochen und Monaten nicht zu viel von Ihrem Baby und nehmen Sie es auf keinen Fall persönlich, wenn Ihre Nächte vorerst unruhig bleiben – arbeiten Sie lieber an Lösungen, das nächtliche Gewecktwerden über einen längeren Zeitraum halbwegs gut zu überstehen. Entsprechende Tipps wie »Die Wunder-Wander-Matratze« (Seite 138) und die »Kuschelecke für Mama und Baby« (Seite 56) können Ihnen dabei helfen.

Um diese erste, oft sehr anstrengende Lebensphase mit Ihrem Baby zu meistern und gleichzeitig die Basis für gute Schlafgewohnheiten zu legen, hier ein paar Tipps dazu:

1. Lernen Sie Ihr Baby kennen

Hier gebe ich Ihnen jetzt eine Information, die ich selbst als unerfahrene Mutter mit meinem ersten Neugeborenen sehr hilfreich gefunden hätte und die ich so klar noch in keinem einzigen Babyratgeber oder Medienartikel zum Thema gefunden habe: Neugeborene und kleine Babys schlafen laut. Manche sogar sehr laut!

Wer zum ersten Mal nachts neben einem schlafenden Neugeborenen liegt, ist oft schockiert, was für ein Spektakel an Ächzen, Stöhnen, Grunzen, Juchzen, Hicksen, Husten, Pupsen, Summen und Fiepsen so ein winzig kleines Menschenkind veranstalten kann – und das alles, während es ganz friedlich schläft. Es hat verschiedene evolutionäre und entwicklungsbedingte Gründe, dass Neugeborene im Schlaf so wüst rumoren:

- Der Schlaf von Neugeborenen besitzt einen hohen Anteil an REM-Schlaf (über 50 Prozent). Während dieser Schlafphase erleben wir Träume, beschleunigen sich Puls und Atmung, und im Gehirn laufen jede Menge wichtiger Entwicklungsprozesse ab. REM-Schlaf erscheint bei allen Menschen lebhafter als ruhiger Tiefschlaf. Bei dreijährigen Kindern macht der leichte REM-Schlaf jedoch bereits nur noch rund ein Drittel aus, und bei Erwachsenen ist er auf einen Anteil von höchstens 25 Prozent geschrumpft.

- Anders als ältere Kinder und Erwachsene beginnen Neugeborene einen Schlafzyklus nicht mit einer Tiefschlafphase, sondern direkt mit dem unruhigen REM-Schlaf. Deshalb wachen sie bei Störungen kurz nach dem Einschlafen auch so leicht wieder auf. Der Schlaf von Neugeborenen ist also unruhiger und störanfälliger. Und das ist gut so, denn jahrtausendelang war es für kleine Babys überlebenswichtig, beim geringsten Schreck oder Unwohlsein schnell aufzuwachen und um Hilfe zu rufen. Nur ein aufmerksames Baby war in Zeiten unbeheizter Steinzeithöhlen und drohender Säbelzahntiger-Angriffe auf Dauer ein lebendiges Baby.

- Der Verdauungsapparat bei Neugeborenen und jungen Säuglingen ist noch nicht komplett ausgereift, weshalb ihr Magen-Darm-Trakt auch beim Schlafen zahlreiche teils sehr laute Geräusche macht – und in der nächtlichen Stille fällt das Gepupse und Geglucker natürlich stärker auf. Einige Neugeborene neigen dazu, nachts einen Teil der Milch wieder auszuspucken. Auch das sorgt für Unruhe und Erwachen beim Baby (und Sorge bei den Eltern).

- Die Motorik junger Säuglinge ist noch ungelenk und von zahlreichen Reflexen beeinflusst. Viele kleine Babys erschrecken sich selbst durch hektische Bewegungen im Schlaf und wachen dann dadurch auf.

- Auch die Atmung ist für wenige Tage und Wochen alte Babys eine spannende »Neuerung«, weshalb sie zum Beispiel sehr oft niesen oder Schluckauf haben. Das stört die Kleinen kaum, dient der Übung und ist meist kein Anzeichen für eine Erkältung, wie die frischgebackenen Eltern befürchten.

Die Nächte mit einem Neugeborenen sind daher für die Eltern per se nicht so erholsam und entspannend wie der angenehme Acht-Stunden-

Schlaf in trauter Zweisamkeit zuvor. Wenn Sie jedoch die verschiedenen Gründe für die nächtliche Geräuschkulisse kennen und auch die individuellen Signale Ihres Babys besser einschätzen lernen, werden Sie sich deutlich sicherer fühlen und können während der Schlafhäppchen zwischen Ihren zahlreichen Still- und Schmuseeinsätzen effektiver Kraft tanken.

Ebenso wie ein Neugeborenes eine bestimmte Geräuschkulisse beim Schlafen entwickelt, so hat es auch seine Vorlieben bei der Art, wie es am liebsten gebettet wird. Finden Sie heraus, was Ihr Baby besonders gerne hat, wenn es gerade nicht auf Mamas Arm ist.

Viele Babys lieben es, als eng eingewickeltes Päckchen in einer Babydecke oder einem Pucksack zu schlafen, das erinnert sie an die Zeit im mütterlichen Bauch. Andere wiederum brauchen eher untypisch viel Platz zum Schlafen und wollen alle viere genüsslich von sich strecken. Zwei meiner drei Kinder waren vom ersten Tag an raumgreifende Schläfer – so, als hätten sie nach neun Monaten in der zunehmend engen Gebärmutter für alle Zeit genug vom Platzmangel.

An und zu gibt es auch die geborenen Bauchschläfer, die ihre Eltern in Angst und Schrecken versetzen, weil sie entgegen aller Warnungen vor dem plötzlichen Kindstod partout auf dem Bauch schlafen wollen. Welchen Kompromiss bei der Schlafposition Eltern und Kind in diesem Fall finden können, klären Sie am besten mit Ihrem Kinderarzt.

Wie auch immer Ihr Kind veranlagt ist, finden Sie es heraus, richten Sie sich danach und bleiben Sie optimistisch, wenn es zu Anfang das eine oder andere Missverständnis zwischen Ihnen und Ihrem Baby gibt.

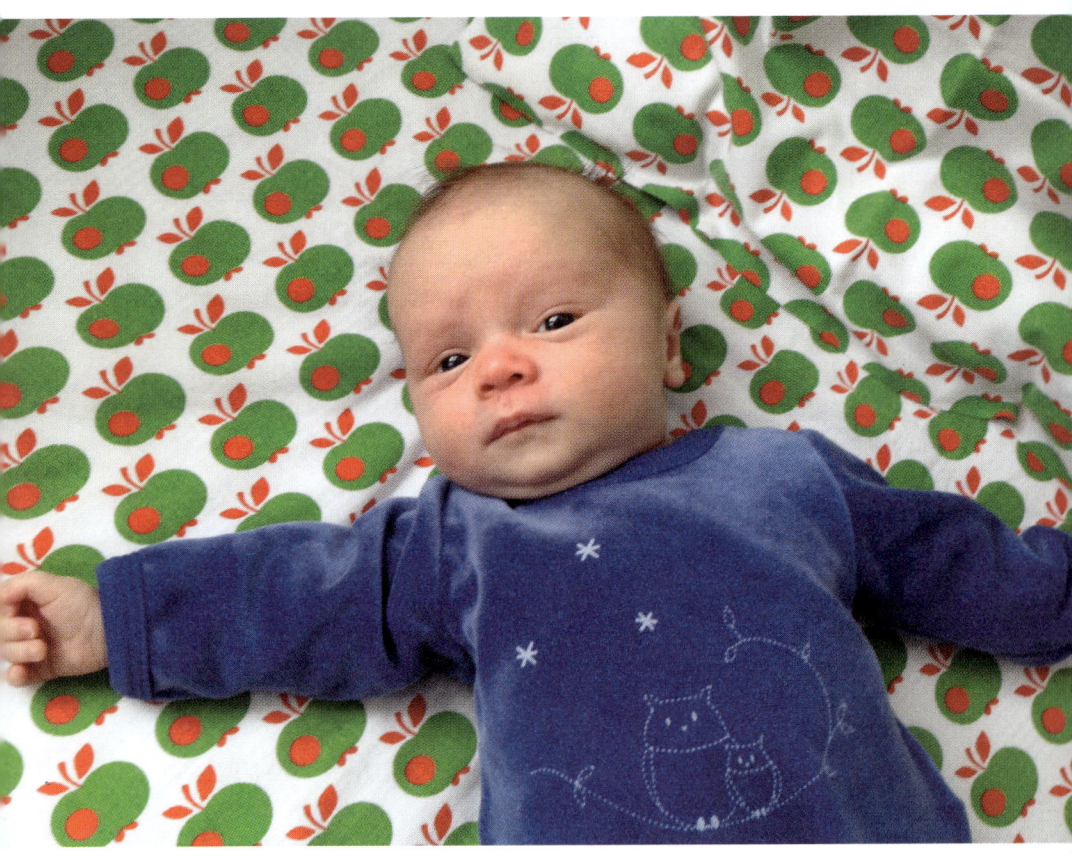

Unser Jüngster war wie seine ganz große Schwester von Anfang an ein raumgreifender Schläfer.

Kleinere Unstimmigkeiten innerhalb des neu gebildeten Teams »Mama und Baby« hat die Natur bereits einkalkuliert. Das entdeckte der britische Kinderpsychoanalytiker Donald Winnicott schon 1953 bei seinen Forschungen. Er prägte den Begriff »hinreichend gute Mutter« (»good enough mother«), von der Babys langfristig am meisten profitieren, gerade auch bei der Entwicklung von Autonomie und Selbstwirksamkeit. Sie müssen also als Mutter mitnichten perfekt auf alle Signale Ihres Babys eingehen – wenn Sie »gut genug« reagieren, reicht das völlig.

Lassen Sie Ihr Baby schlafen wie Wickie!

Wenn Sie in Kopenhagen oder Reykjavik in ein Geschäft oder Café gehen, können Sie auf dem Bürgersteig davor ein für deutsche Augen unerhörtes Phänomen beobachten: Da stehen dann nämlich oft gleich mehrere Kinderwagen aufgereiht und scheinbar verlassen, in denen dick eingemummelte Babys friedlich vor sich hin schlafen. Und das nicht nur im nordisch-hellen Hochsommer, sondern auch im tiefsten Winter bei minus 10 Grad.

Skandinavische Eltern sind von der gesundheitsfördernden und immunstärkenden Kraft des Schlafens an der frischen Luft überzeugt, selbst Krippenkinder machen in Schweden ihren Mittagsschlaf oft in Daunenschlafsäcken draußen.

Unsere nördlichen Nachbarn führen diese Tradition gerne auf ihre zähen Wikingervorfahren zurück, wahrscheinlicher ist jedoch, dass dieser Trend vor etwa 100 Jahren seinen Anfang nahm, als es für skandinavische Babys noch viel ungesunder war, in den oft stickigen Holzhäusern samt Torffeuer oder Kohleofen zu schlafen, als sich vor der Haustür ein paar Schneeflocken um das Näschen wehen zu lassen.

Was auch immer der Ursprung dieser Tradition ist, von dem positiven Effekt profitieren die kleinen Nordlichter noch heute. Viele Babys schlafen nämlich tatsächlich bei Frischluft am allerbesten. Und wenn Sie die Möglichkeit haben (z. B. über einen Balkon oder eine Gartenterrasse verfügen), können Sie das auch mit Ihrem Kind einmal testen. Warm eingepackt im Winter und mit Sonnenschutz im Sommer kann Ihr Kind ab einem Alter von etwa vier bis sechs Wochen tagsüber das ganze Jahr »wie Wickie« draußen schlafen.

2. Reduzieren Sie den Stress

Das Leben mit einem Neugeborenen ist fordernd genug – versuchen Sie also, alles auszublenden, was für Sie und/oder Ihr Kind Stress bedeutet. Dieser Stress kann sowohl durch äußere Umstände (externe Stresstreiber) als auch durch innere Erwartungen (interne Stresstreiber) entstehen.

EXTERNE STRESSTREIBER – UND WIE SIE SIE VERMEIDEN

Kleine Babys sind konservativer als Margaret Thatcher, sie mögen keine Unregelmäßigkeiten im Tagesablauf. Das liegt daran, dass für sie die ganze Welt aufregend neu ist. Und weil sie noch nicht genau wissen können, welche Details dieser riesengroßen Welt für ihr eigenes kleines Leben wichtig (z. B. der Wickeltisch) und welche unwichtig sind (beispielsweise die Vögel vor dem Fenster), schenken sie allen Eindrücken und Reizen, die auf sie einprasseln, eine ähnlich hohe Aufmerksamkeit. Eine ziemlich anstrengende Form der Wahrnehmung.

Schon ein ganz unspektakulärer Alltag zu Hause also, mit den (für Mütter oft entsetzlich öden) Konstanten Füttern, Wickeln, Spielen, Schlafen, ist für kleine Babys wahnsinnig aufregend. Die meisten sind daher gegen Abend mit den Nerven so am Ende, dass sie während mehrerer »Schreistunden« vor dem Schlafengehen noch einmal mächtig Dampf ablassen müssen. Auch das ist in den ersten drei Lebensmonaten normal, und Sie können Ihrem Baby in diesen Stunden am besten helfen, indem Sie möglichst ruhig bleiben, ihm Nähe anbieten und die Zuversicht behalten, dass sich diese Phase bald gibt.

Gopniks Leuchten-Bewusstsein

Die Kinderpsychologin und Kognitionsforscherin Alison Gopnik hat in ihrem sehr lesenswerten Buch *Kleine Philosophen* (Ullstein 2009) diesen Zustand gespannter, ungerichteter Aufmerksamkeit »Leuchten-Bewusstsein« genannt und einen sehr schönen Vergleich gefunden, diese Art der Wahrnehmung für uns Erwachsene zu veranschaulichen: Sie schreibt, ein kleines Baby erlebe einen ganz normalen Tag ähnlich wie ein Weltenbummler einen Abenteuertrip in einen für ihn fremden Kulturkreis. »Einem solchen Reisenden ist wie dem Baby daran gelegen, neue Entdeckungen über die Welt zu machen, ohne genau zu wissen, welche Entdeckungen seiner harren. (…) Das Leben scheint lebhafter, auf manchmal fast schmerzhafte Weise (…) randvoll mit Erlebnissen, gleichsam in ein überhelles Licht der Bewusstheit getaucht.«

Und jetzt frage ich Sie: Wären Sie nach einem langen Tag in diesem Zustand nicht auch ziemlich erledigt? Eben.

Jetzt verstehen Sie vielleicht auch, warum Sie Ihrem Baby – und damit auch sich selbst – keinen Gefallen tun, wenn Sie den für Ihr Baby sowieso schon »fordernden« Alltag dann noch mit Shoppingtouren in der City, turbulenten Familienfesten oder abendlichem Partyhopping (»solange das noch so gut geht«) weiter aufputschen. Stress zu reduzieren heißt hier also ganz praktisch:

- Erwachsenenspaß wie Feste, Kneipen- und Restaurantbesuche sowie Wochenendtrips bitte nur in homöopathischen Dosen.
- Zu viel Babybesuch und massives Herumreichen vermeiden.

- Nicht zu viele Reize auf einmal im Babyalltag (akustisch beschallte Mobiles, hektisch wackelnde Kinderwagenketten oder Activity-Center, zu viele Ortswechsel beim Schlafen).
- Nicht mehr als einen Babytermin in der Woche (z. B. Rückbildungsgymnastik). Gesunde, kleine Babys brauchen weder spezielle Förderung noch Verabredungen zum Spielen mit anderen Kindern.
- Den Alltag rhythmisieren, also einen vorhersehbaren Tagesablauf etablieren. Damit wird er für Ihr Kind berechenbar, das gibt ihm Halt – und Ihnen Zeit zum Ausruhen.

Es gibt eine schon recht alte Erkenntnis, die auch meiner persönlichen Erfahrung nach die Wechselwirkung zwischen Stress und Babyschlaf sehr gut trifft. Sie lautet: wie der Tag, so die Nacht.

Überlegen Sie sich also gut, welchen Stress Sie Ihrem Baby tagsüber zumuten, denn dieser Stress schadet nicht nur Ihrem Baby, sondern fällt auch auf Sie selbst zurück. Spätestens in der darauffolgenden Nacht.

INTERNE STRESSTREIBER – UND WIE SIE SIE LOSWERDEN

Vergessen Sie jeglichen Perfektionismus! Versuchen Sie, »gut genug« zu sein, damit sind Sie schon voll und ganz beschäftigt. Vergessen Sie auch alle Ratschläge, bei denen Ihnen irgendwie nicht wohl ist. Im Endeffekt sind SIE diejenige, die mit Ihrem Baby lebt – sieben Tage die Woche, 24 Stunden am Tag und in der Nacht –, niemand sonst.

Reden Sie sich bitte auch nicht ein, Sie müssten in dieser für Sie komplett ungewohnten Situation, die Sie weit aus Ihrer Komfortzone katapultiert, besonders entspannt oder gelassen sein. Das ist Quatsch! Jede Wette: Selbst der Dalai Lama wäre binnen einer Woche mit einem kleinen Baby im besten Schreialter fertig mit den Nerven.

Mit folgenden Tipps und Gedanken möchte ich Ihnen helfen, inneren Stress abzubauen:

- Schreiben Sie jeden Tag mindestens fünf Dinge auf, für die Sie sich an diesem Tag loben. Feiern Sie kleinste Fortschritte, jeden guten Moment.
- Merken Sie sich: Sie haben jedes Recht, auf diese Stresssituation in Ihrem Leben auch gestresst zu reagieren. Cool können Sie später wieder werden.
- Schotten Sie sich ab gegen aufgeregte Debatten rund ums Stillen, Impfen, Essen und, ja, auch Schlafen. Bewahren Sie sich eine pragmatische Haltung.(Mehr dazu auch im Exkurs »Ist Stillen ein Krampf?«, Seite 52.)
- Lassen Sie sich nicht kirre machen, verwöhnen Sie Ihr Baby! Gibt es wirklich noch Menschen, die glauben, man dürfe seinem Baby nicht die Nähe, Geborgenheit und Liebe geben, die es braucht?
- Wer viel Fürsorge gibt, braucht auch viel Selbstfürsorge. Nutzen Sie daher schamlos jede babyfreie Minute für Dinge, die Ihnen gefallen und die Sie glücklich machen. Comics lesen, TV-Serien ansehen, Badewanne einlassen, Pralinen essen, Nägel lackieren – gehen Sie dabei bloß nicht nach Nutzwert, nur nach purem Genuss.
- Erwarten Sie nicht zu viel von Ihrem Baby. Es hat seinen eigenen Lebensplan und interessiert sich nicht die Bohne für ungeduldige Erwachsene mit hochfliegenden Zukunftsplänen.

Ist Stillen ein Krampf?

Zu einem großen Stressreiber für viele Mütter und Babys wird zunehmend auch das Stillen. Viele sorgen sich schon während der Schwangerschaft, ob das Stillen überhaupt klappt, und nach der Geburt geht der Still-Krampf dann richtig los. Wer sein Kind liebt, der stillt – diese Botschaft ist in Deutschland mittlerweile allgegenwärtig. Und wenn das Stillen nicht klappt oder Probleme bereitet oder wenn die Mutter beschließt, ihr Baby von Anfang an mit der Flasche zu ernähren, dann ist das Umfeld schnell mit Schuldzuweisungen zur Hand. Das finde ich schade, denn ein wenig mehr Toleranz und Leichtigkeit würden das Leben vieler stillender Mütter stark erleichtern.

Stillen ist keine Astrophysik und keine Religion. Sicher fehlt Ihnen als junger Mutter heute meist auch in dieser Hinsicht der Erfahrungsschatz früherer Generationen. Und wie fein der Nahrungstransfer zwischen Mutter und Kind abgestimmt ist, das kann Ihnen eine Stillberaterin sehr gut erklären.

Darüber hinaus aber dürfen Sie das Stillen Ihres Babys als Ihre Privatsache betrachten, die Sie auch ohne ideologischen Überbau betreiben dürfen. Wenn Sie also stillen wollen und es halbwegs klappt (am Anfang schlechter, später sehr viel besser), dann gehen Sie die Sache einfach und pragmatisch an.

Stillen Sie, egal wann, egal wie oft, egal wie lange, egal mit welcher Seite zuerst und egal in welcher Haltung. Was immer für Sie und Ihr Baby praktisch und gemütlich ist, wird schon richtig sein. Vergessen Sie bitte alle Regeln, die Ihnen und Ihrem Kind starre Uhrzeiten aufzwingen wollen (»nur alle vier Stunden«, »mindestens 20 Minuten pro Brust«, »mindestens zwei Stunden Pause zwischen den Stillmahlzeiten« etc.). Sie und Ihr Kind allein bestimmen, wie gestillt wird.

Wenn Ihr Kind in den ersten Wochen sehr oft die Brust verlangt, ist das völlig normal. Eine Studie von 2008 belegt sogar, dass häufiges Stillen in kurzen Intervallen die Unruhe von Neugeborenen und Babys unter drei Monaten deutlich und nachhaltig senkt. Machen Sie sich und Ihrem Baby daher das Leben leicht, ziehen Sie praktische Kleidung an und stillen Sie einfach zwischendurch — mal hier, mal da, mal dort, wann immer es gerade gut passt.

Stellen Sie sich darauf ein, dass Ihre Brustwarzen sich an die ungewohnte Beanspruchung erst gewöhnen müssen und sie vermutlich anfangs ziemlich wund sein werden. Es gibt da tolle Brustwarzencreme (die sich später auch gut als Lippenbalsam aufbrauchen lässt).

Richten Sie sich auch darauf ein, dass Ihr Baby in den ersten Wochen vor allem ab dem späten Nachmittag bis in den Abend hinein einen regelrechten Stillmarathon hinlegen wird. Man nennt dieses Phänomen »Cluster Feeding«. Ihr Kind will auf diese Weise möglichst viel Milch für den ersten Teil der Nacht bunkern, die Milchproduktion des nächsten Tages sicherstellen und außerdem ein wenig den Stress seines Babytags »wegnuckeln«.

Machen Sie es sich also gemütlich, ob beim Fernsehen oder Lesen, wenn es Ihr erstes Baby ist, oder beim Gutenachtgeschichte-Vorlesen, wenn Sie noch ältere Geschwister zu versorgen haben. Und dann lassen Sie Ihr Baby trinken, bis es pappsatt ist. Die Chancen stehen gut, dass es Sie dann mit ein paar ruhigeren Schlafstunden in der ersten Nachthälfte belohnt.

3. Stellen Sie sich Ihrer Verantwortung als Mutter

Sie werden sich bestimmt schon gefragt haben, warum in diesem Buch die Väter der Babys bisher kaum erwähnt wurden. Sie wissen schon, diese Väter, die regelmäßig nachts für ihr Kind aufstehen, um der Mutter das Stillkissen zu reichen und den Knirps gegebenenfalls zu wickeln, oder die bei einem Flaschenkind gleich die komplette Fütterung übernehmen. »Neue Väter« eben.

Das hat zwei einfache Gründe:

Erstens beschäftigt sich dieses Buch über weite Strecken mit dem nächtlichen Schlafverhalten von Babys, die nachts noch gefüttert werden müssen. In Deutschland stillen derzeit etwa 80 Prozent aller Mütter ihre neugeborenen Babys (nach zwei Monaten sind es dann noch etwa 70 Prozent). Es ist also wahrscheinlich, dass Sie in den ersten Wochen und Monaten sowieso diejenige sind, die auf jeden Fall nachts gefordert ist. Und deshalb sind die Tipps in diesem Buch auf Sie als Mutter und Ihre Situation zugeschnitten. Keine Sorge, die große (auch nächtliche) Stunde des Vaters kann spätestens nach dem Abstillen schon noch schlagen.

Zweitens bin ich leider skeptisch, ob eine signifikante Anzahl deutscher Väter generell regelmäßig nachts aufsteht, um ihre Kinder zu beruhigen. Die Nachtschicht scheint quer durch alle Schichten, Milieus und Generationen immer noch eher Aufgabe der Mutter zu sein.

Eine Forsa-Umfrage im Auftrag der Zeitschrift *Eltern* im Jahr 2009 ergab, dass es in zwei von drei Fällen (62 Prozent) ausschließlich die Mütter sind, die nachts aufstehen, um ihre Kinder zu beruhigen (dabei wurden nicht nur Eltern von Babys befragt!). Und bei Paaren, die sich das nächtliche Beruhigen laut Umfrage teilen, gehen die Meinungen über die Mithilfe des Partners auch auseinander: 44 Prozent der Männer haben angegeben, dass sie sich das nächtliche Beruhigen des Kindes mit der Partnerin teilen – aber nur 33 Prozent der Mütter haben das bestätigt.

Vielleicht liegt das Fehlen der Männer in den Babynächten ja auch an einer anderen Wahrnehmung? Laut einer GEWIS-Studie von 2010 dauert es nämlich im Schnitt 12,7 Minuten, bis ein schlafender Mann nachts das Weinen seines Babys hört und aufsteht. Bei der Mutter des gleichen Babys dauert dies dagegen nur 4,8 Minuten. Sicher gibt es dann Mütter, die cool die 7,9 Minuten Differenz abwarten, bis auch der Vater erwacht und zum (inzwischen sicher panisch brüllenden) Nachwuchs schlurft – aber ich wage die Behauptung, das sind nicht soo viele.

Der deutsche Durchschnittsvater hält sich nachts also eher zurück. Das ist traurig, aber wohl die derzeitige Realität. Und weil dies ein Buch mit pragmatischem Ansatz ist, trage ich dem Rechnung und werde Sie nicht mit Ratschlägen deprimieren, die einen idealtypischen Einsatz Ihres Partners voraussetzen.

Aber vielleicht haben Sie ja so ein rares Prachtexemplar Mann zu Hause, welches sich über Jahre auch nachts souverän um die Kinder kümmert? Das ist toll, ich freue mich von Herzen für Sie. Vielleicht inspiriert Ihre Art der Arbeitsteilung auch andere Elternpaare …

Kuschelecke für Mama und Baby

Extrem praktisch in jedem Baby- und Kinderzimmer ist eine größere Kuschelecke aus Matratzen oder bequemen Schaumstoffelementen. Dort können Sie gemütlich mit Ihrem Kind herumlümmeln, ihm vorlesen und mit ihm schmusen.

Zudem leistet Ihnen die Kuschelecke gute Dienste, wenn Sie in den ersten Wochen und Monaten regelmäßig und später dann sporadisch (z. B. bei Krankheiten) Ihrem Kind alle Nähe geben wollen, die es braucht, aber auf ein Familienbett im Elternschlafzimmer verzichten möchten.

Wenn Sie diese Kuschelecke schon ab der Geburt nutzen, achten Sie dann auch dort auf eine SIDS[1]-sichere Schlafumgebung (feste Liegefläche, keine Kuschelkissen bzw. diese vor dem Schlafen entfernen).

4. Üben Sie Rituale ein

Ich werde Sie nicht damit langweilen, Ihnen zu sagen, dass ein liebevolles Einschlafritual Ihrem Baby dabei hilft, geborgen in den Schlaf zu finden. Darüber wurden Sie sicher schon an anderer Stelle aufgeklärt. Stattdessen werde ich Ihnen hier erklären, was Sie selbst davon haben, wenn Sie bereits von Anfang an ein abendliches Einschlafritual einführen. Schließlich ist das hier ein mütterfreundlicher Ratgeber, schon vergessen?

---

[1]   SIDS: Sudden Infant Death, also plötzlicher Kindstod.

Mit Ritualen ist es wie mit dem Autofahren, richtig gut wird man erst, wenn einem alle Handlungen in Fleisch und Blut übergehen. Wenn Sie Ihr kleines Einschlafritual also wieder und wieder zelebrieren, erreichen Sie mit der Zeit eine schlafwandlerische Sicherheit mit fast magischer Wirkung. Und das wird sich auszahlen, wenn der Tag kommt, an dem Ihr Kind alt genug geworden ist, um Ihren »Einschlafzauber« auch zu würdigen (etwa ab der achten bis zehnten Lebenswoche). Das Einschlafen Ihres Kindes wird leichter gelingen, abgesehen davon wird das Ritual auch Ihnen selbst Kraft spenden und Ihre abends oft schon leicht angespannten Nerven beruhigen.

Mir geht es heute noch so, obwohl meine Kinder schon dem Babyalter entwachsen sind: So, wie ein Pilot seinen Jumbojet nach einem Langstreckenflug mit den immer gleichen Handgriffen und Tower-Gesprächen auf dem Zielflughafen landet, so setze auch ich nach einem langen Familientag mit dem (ans Alter der Kinder angepassten) Einschlafritual zum »Landeanflug« Richtung Feierabend an.

Daher: Beginnen Sie schon in der Neugeborenenzeit abends zu einer von Ihnen selbst bestimmten »offiziellen Bettgehzeit« (wahrscheinlich irgendwann zwischen 19 und 20 Uhr) mit einem möglichst einfachen, kleinen Einschlafritual. Dieses Ritual sollte in den ersten Monaten weder Sie selbst noch Ihr junges Baby mit seiner kurzen Aufmerksamkeitsspanne überfordern und daher nur ein paar Minuten dauern.

Ihr Ritual könnte in den ersten drei Monaten so aussehen:

- Sie wickeln Ihr Baby und ziehen ihm den Schlafsack an,
- wünschen ihm dann mit stets ähnlichen Sätzen eine Gute Nacht und/oder sprechen ein Nachtgebet,

- geben ihm einen Kuss und ziehen eine Spieluhr auf.
- Zum Schluss stillen oder füttern Sie es im Halbdunkel (in den Schlaf) und legen es schlafen.

Danach schalten Sie als Mutter offiziell in den Nachtmodus. Was heißt das? Sie werden grundsätzlich ruhiger, Sie sprechen weniger mit Ihrem Baby. Ihre Stimme ist eher ein Flüstern, Raunen, Murmeln und Summen. Fahren Sie auch die Beleuchtung und den sonstigen Geräuschpegel in Babys Umfeld herunter und geben Sie Ihrem Baby so die Chance, den Tag-Nacht-Wechsel außerhalb der Gebärmutter gut zu erkennen und (hoffentlich bald) nach und nach zu übernehmen. Zum Nachtmodus gehört auch, dass Sie Ihr Baby nach dem Stillen, wenn schon möglich, zum Schlafen in sein Bettchen oder den Stubenwagen legen. Oder Sie halten Ihr Neugeborenes ruhig im Arm, wenn es noch lieber bei Mama (oder Papa) im Arm schläft und das mit Ihrer Abendgestaltung vereinbar ist. Ihr Baby ist noch so klein, dass Sie ihm diesen Wunsch an Nähe nicht verweigern sollten.

Es wird Ihnen anfangs sicher absurd vorkommen, um, sagen wir, 20 Uhr diesen Ritualzirkus zu veranstalten. Vor allem, wenn Ihr Baby schon um 22 Uhr wieder lautstark die nächste Mahlzeit einfordert. Und diese zwei Stunden dazwischen womöglich gar nicht selig schlummert, sondern unruhig döst und immer wieder »knöttert«. Vor allem in den ersten Wochen kollidiert der abendliche Stressabbau kleiner Babys in Form von Unruhe und unspezifischem Schreien oft mit dem Wunsch der restlichen Familie nach einem ruhigen Abend.

Versuchen Sie trotzdem, an dem Ritual festzuhalten. Trotz der gelegentlichen Störungen wird der wichtigste Teil des Abendrituals bei Ihnen und Ihrem (vermeintlich komplett desinteressierten) Baby hängen bleiben. Langfristig werden Sie beide mehr Ausgeglichenheit am Abend erreichen.

Teresa (32) – Erzieherin, Leiterin der Krippengruppe in einer Kindertagesstätte und Mutter einer einjährigen Tochter

ဆာ သြ

»Ein Tipp unserer Hebamme hat toll funktioniert: Sobald unsere Kleine im Schlafanzug und bettfertig war, sind wir mit ihr nicht mehr ins
Wohnzimmer zurückgegangen. Auch wenn es mal etwas länger gedauert hat, bis sie einschlief. Dieses Ritual hat unserem Baby schon früh
geholfen, die Situationen ›Tag‹ und ›Nacht‹ zu unterscheiden.«

5. Lassen Sie los

Ihr Baby ist geboren, es befindet sich nicht mehr in Ihrem Bauch. Mit dem
Moment der Geburt hat Ihr Kind bereits den ersten Schritt auf dem langen
Weg in sein eigenes Leben als selbstständiges Individuum getan. Am Ende
dieses Wegs trägt es vielleicht die letzte Umzugskiste aus Ihrem Haus, um in
einer Stadt am anderen Ende des Landes mit Freunden eine ominöse WG zu
gründen. Ihre Aufgabe lautet dabei von Anfang an: Unterstützen Sie Ihr Kind
dabei, seinen eigenen Weg zu gehen, lernen Sie loszulassen. Ja, auch jetzt schon.

Es mag für Sie paradox klingen, von Ihnen bereits jetzt ein Loslassen
zu fordern, wo doch das ganze erste Lebensjahr mit Ihrem Baby durch
den Aufbau einer starken Bindung geprägt und gerade die Mutter-Kind-
Beziehung anfangs naturgemäß stark symbiotisch ist.

Das ist aber nur ein scheinbarer Widerspruch: Gerade weil Ihr Kind mit Ihnen eine so enge Bindung eingeht, gerade weil es so essenziell auf Sie angewie-

sen ist, achtet es genau darauf, wie viel Zuversicht und Sicherheit Sie als Mutter ausstrahlen und wie viel Vertrauen Sie in die Kraft Ihres Kindes setzen.

Wenn Sie selbst Ihrem Kind nur wenig zutrauen – was kann es sich dann selbst zutrauen? Eine innige Beziehung zu Ihrem Baby ist also auch von einem funktionierenden Wechselspiel der Pole »Halten« und »Loslassen« geprägt und steht nicht im Widerspruch zum Aufbau einer sicheren Bindung. »Lassen Sie los« heißt an dieser Stelle ganz praktisch:

a) Trauen Sie ihrem Baby etwas zu

Wenn Ihr halbwaches Baby anfängt, verhalten zu quengeln und zu »knöttern« – das kann in einer Einschlafsituation sein oder auch beim nächtlichen Aufwachen –, dann geben Sie ihm einige Momente Zeit, damit es mit ersten Ansätzen zur Selbstberuhigung experimentieren kann. Trauen Sie Ihrem Baby zu, sich selbst zu beruhigen. Sogar Neugeborene finden ab und zu schon einmal ohne Mama in den Schlaf: Das passiert zwar selten, aber es ist ein Anfang. Erwarten Sie nichts, seien Sie zuverlässig zur Stelle, wenn es nicht klappt und Ihr Baby Sie ruft und anfängt zu weinen – aber geben Sie Ihrem Kind die Chance, das Beruhigen aus eigener Kraft zu testen.

b) Bekommen Sie Ihre Ängste in den Griff – wenigstens halbwegs

Plötzlicher Kindstod, lebensbedrohliche Krankheiten, schreckliche Unfälle – kaum ist man Mutter eines kleinen Babys, wird die Welt um einen herum zu einem Ort, an dem in jeder Situation, an jedem Tag und in jeder Nacht, also wirklich JEDERZEIT etwas ganz Grauenvolles passieren kann.

Auch das ist normal. Diese Ängste und Horrorszenarien verfolgen fast alle Eltern. Sie dürfen sich von ihnen aber nicht Ihr ganzes Leben vergiften lassen. Vielleicht helfen Ihnen folgende Gedanken bei der Beruhigung:

- »Seltenes gibt es selten«, so lautet ein alter Kinderarztspruch. Er soll Ihnen helfen, die Wahrscheinlichkeiten ins rechte Licht zu rücken. Ein Huster aus Babys Bettchen wird also mit ziemlicher Sicherheit was sein? Richtig, ein banaler Husten.
- Kinder brauchen Herausforderungen, sie lieben das Abenteuer, und das muss auch so sein! Ihr Inneres treibt sie dazu, sich immer wieder an größere Herausforderungen zu wagen. Ihr Können und ihr Selbstbewusstsein wachsen sogar nur dann optimal, wenn sie immer wieder Dinge tun, die sie gerade eben so schon können. Das ist für uns Eltern oft schrecklich zu beobachten, aber essenziell für ihre gesunde Entwicklung.

Kinder, die von jeglichem Risiko, jeglicher Erfahrung durch eigenes Erleben ferngehalten und in Watte gepackt werden, verlieren ihre Lebenskraft und können sich nicht weiterentwickeln. Wer also seinem Kind die Chance nimmt, kurzfristige, überschaubare Risiken zu meistern, setzt es damit dem langfristigen, unüberschaubaren Risiko aus, im späteren Leben nicht zurechtzukommen.

Zusammenfassung der Tipps für alle Mütter von Babys der Altersgruppe null bis drei Monate

- Lernen Sie Ihr Baby kennen und werden Sie Expertin für seine Eigenheiten.
- Reduzieren Sie den Stress. Kinder großziehen ist ein Marathon, kein Sprint.

- Nehmen Sie Ihre Verantwortung als Mutter an. Sie sind gefordert, und das wird für Monate auch noch so bleiben. (Danach allerdings können Sie delegieren, delegieren, delegieren.)
- Üben Sie Rituale ein, sie tun Ihnen und Ihrem Baby gut.
- Lassen Sie los und schenken Sie Ihrem Kind Vertrauen.

GEHT ES IHNEN AUCH SO?
Kleine Checkliste für Mütter mit Kindern dieser Altersklasse

- Trinkt Ihr Baby etwa alle zwei bis drei Stunden, und das nahezu rund um die Uhr?
- Hat es am frühen Abend eine Phase, in der es fast nonstop Nahrung verlangt?
- Stehen Sie pro Nacht mindestens drei bis vier Mal auf?
- Wenn Sie stillen: Können Sie nachts nach dem Stillen nur schwer wieder einschlafen?
- Bereitet Ihnen der Stillstart Probleme, sind Ihre Brustwarzen wund?
- Haben Sie sich sehr darauf gefreut, wieder auf dem Bauch schlafen zu können?
- Und stellen Sie jetzt fest, dass bäuchlings schlafen immer noch nicht geht, nun wegen der Stillbrüste?
- Schläft Ihr Kind beim Trinken meist schon nach wenigen Schlucken wieder ein – um sich dann kaum eine Stunde später erneut zu melden?

- Sind Ihr Bett, Ihr Nachthemd, Ihre Unterwäsche und auch Babys Schlafplatz immer irgendwie voller Milch-, Schweiß- und Spuckeflecken?
- Ist die unmittelbare Umgebung Ihres Betts dekoriert mit Mullwindeln, Stilleinlagen, Feuchttüchern, Ersatzwindeln und Schnullern?
- Fragen Sie sich manchmal, ob diese Phase des nächtlichen Dauereinsatzes jemals ein Ende haben wird?

Wenn Sie mindestens zwei der oben genannten Punkte bejahen können, dann: Willkommen im Club! So wie Ihnen geht es den meisten Müttern von Neugeborenen und Babys unter drei Monaten.

Empfehlenswerte Literatur speziell zu den in diesem Teil angesprochenen Themen

Alison Gopnik: *Kleine Philosophen. Was wir von unseren Kindern über Liebe, Wahrheit und den Sinn des Lebens lernen können*, Berlin 2009

Remo Largo: *Babyjahre. Entwicklung und Erziehung in den ersten vier Jahren*, München 2007

Rike Drust: *Muttergefühle*. Gesamtausgabe, München 2011

S. Schneider, A. Ullmann: *Warum Mama eine rosa Handtasche braucht: und andere Geheimnisse glücklicher Mütter*, München 2005

Corinna Knauff: *Ich bin eine gute Mutter. Warum es Ihrem Kind besser geht, wenn Sie nicht immer perfekt sind*, Frankfurt 2009

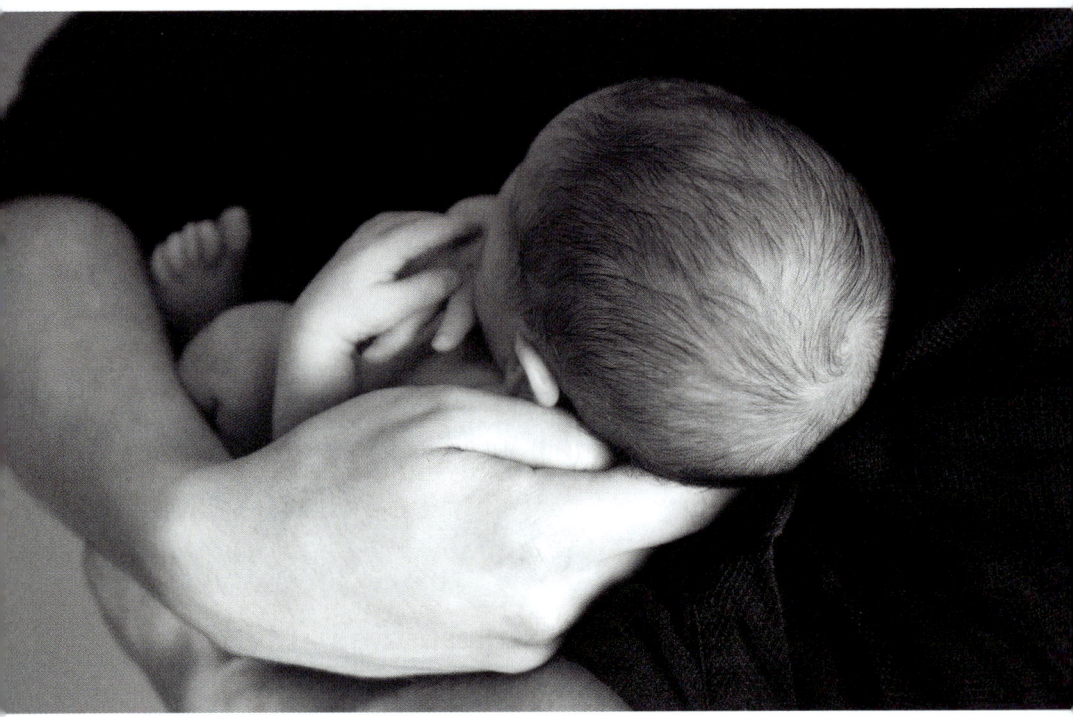

EXTRATIPP: Selbst abnabeln

Als mein Jüngster soeben geboren war – die Geburt verlief ohne Komplikationen, dafür blitzschnell und für mich durchaus sehr schmerzhaft –, bot mir die diensthabende Hebamme im Kreißsaal an, mein Kind selbst abzunabeln. Ich war zuerst ganz perplex, dann begeistert. Ja, natürlich! Warum hatte mich das eigentlich bei den vorherigen zwei Geburten keiner gefragt, warum werden üblicherweise die Väter aufgefordert, die Nabelschnur zu durchtrennen? Sind es nicht meistens wir Mütter, die ein ganzes Elternleben lang in besonderem Maße gefordert sind, die richtige Balance zwischen Behüten und Loslassen zu finden?

Meinen Sohn selbst abzunabeln hatte für mich etwas Magisches: Es gab mir die Chance, mit einem einfachen Schnitt meinem kleinen Sohn, mir selbst und der ganzen Welt zu zeigen, dass ich ihm zutraue, von diesem Moment an aus eigener Kraft zu leben und seinen Weg zu finden. Eine tolle Erfahrung!

Es gibt natürlich eine ganze Reihe an Faktoren, die dem Selbstabnabeln entgegenstehen können:

- Keine Frau kann vorher sicher wissen, wie gut sie eine Geburt übersteht und ob sie danach überhaupt noch die Kraft und die Möglichkeit hat, ihr Kind selbst abzunabeln.
- Traditionell werden die Väter gebeten, die Nabelschnur zu durchtrennen. Und das hat auch sein Gutes, denn damit können diese aktiv an der Geburt teilhaben und ebenfalls ganz früh eine Beziehung zum Kind aufbauen. Die Chance auf diesen für viele Väter emotional extrem wichtigen Moment sollten die Mütter ihnen nicht ungefragt nehmen.
- Gerade bei der Geburt des ersten Kindes haben der ganze Geburtsvorgang und die intensiven Bonding-Momente direkt danach eine so überwältigende Wirkung, dass es oft einfach zu viel für die Mutter wäre, dann auch noch selbst abzunabeln.

Ich würde diesen Praxistipp also eher »erfahrenen« Gebärenden ans Herz legen, die bereits ihr zweites oder drittes Kind bekommen. Und wer auch immer Ihr Baby schlussendlich abnabelt, die innigen ersten Stunden und Tage gehören Ihnen und Ihrer Familie sowieso. Mir geht es nur darum, dass Mütter diese Option im Hinterkopf behalten, wenn sie ihr Kind bekommen.

Die Top 5 der typischen Anfängerfehler

Diese Fehler habe ich selbst alle gemacht. Oft mehrfach. Teilweise jahrelang immer wieder! Ja, auch beim dritten Kind. Denn wir sind alle nur Menschen, und der Alltag jeder Mutter ist oft eine schier endlose Kaskade aus Pannen und Peinlichkeiten. So what? Wir nehmen das mit Humor.

1. Bei jedem Pups die Kavallerie

Sie leben jetzt unter einem Dach mit einem Neugeborenen und lauschen auf jeden Atemzug. Da jault Ihr Baby mitten im Schlaf plötzlich wie ein Wolf – und Sie stehen im Bett! »Da passiert grad was Schreckliches«, schießt Ihnen durch den Kopf, und Sie hechten, von Schreckensvisionen getrieben, an Babys Schlafstätte.

Ergebnis: Ihr Kind erwacht erst durch diesen Blaulichteinsatz aus seinen lebhaften, aber ansonsten seligen Babyträumen, bekommt einen Riesenschreck und lässt sich kaum mehr beruhigen. Absolut verständlich – oder würden Sie binnen Minuten weiterschlafen können, nachdem die GSG9 Ihr Schlafzimmer gestürmt hat?

2. Sein bisheriges Leben fortführen wollen

»Nee, also wir bleiben locker und sind uns einig, dass unser Baby einfach nebenherläuft. Ich nehme es eben immer mit. Ganz easy. Ich werde auch genauso weiterarbeiten, nur eben als Freelancer. Und beim Open-Air auf Phuket im September sind wir auf jeden Fall dabei! Ich meine, was kann denn so ein Baby schon brauchen, Muttermilch habe ich ja immer dabei. Oder?« Na klar, ganz easy – und viel Spaß beim Aufschlag in der Realität..

3. Übersteigerte Ängste vor allem Möglichen

»Gitterbett? Kann man drin ersticken! Treppensteigen? Da kann man mit dem Baby stürzen! Supermarkt? Da klaut mir so ein irrer Kinderkiller die Autoschale! Spieluhr? Kann man sich mit der Aufziehschnur strangulieren! Autofahrt? Ein Geisterfahrer reicht – und wir sind alle TOT! Besuch bei

Freunden mit Kindern? Ahh, überall Lego-Kleinteile! Besuch bei Freunden mit Hunden? Ahh, überall Allergene!«

Es gibt kein Entkommen: Ab der Sekunde, in der Sie Mutter oder Vater werden, läuft dieser Katastrophenfilm in Ihrem Kopf, extralaut und als Dauersendung. Versuchen Sie trotzdem, weiterzuatmen. Es wird Ihr halbes Elternleben brauchen, bis dieser Film irgendwann nur noch leise im Hintergrund flimmert.

4. Babys Müdigkeitssignale falsch interpretieren

Wie ein kleines Baby Müdigkeit signalisiert (Unruhe, verstärktes Quengeln, Augen und Ohren reiben, glasige Augen, leerer Blick), lässt sich in fast jedem Babyratgeber nachlesen. Trotzdem treffe ich nach wie vor Eltern, die klagen, Ihr kleines Baby sei »niie« müde und würde bereits mit wenigen Wochen den ganzen Tag ohne Schlaf auskommen. Währenddessen hängt auf ihrem Arm ein Baby, das oft vor lauter Augenreiben und Gequengel kaum mehr geradeaus schauen kann – und dann wird es von Mama mit einem weiteren Spielchen, einer weiteren Ablenkung erneut vom Schlafen abgehalten.

Daher hier mein Vorschlag: Wenn Ihr Baby quengelig wird und es ansonsten gesund, satt und frisch gewickelt ist – dann testen Sie mal, ob es in gemütlicher, leicht reizreduzierter Umgebung nicht einfach schlafen will.

5. Zu viele Reize in Babys direkter Umgebung

Ein wild rotierendes Mobile in Kreischfarben vor Augen, Spieluhrgedudel im Ohr, unterm Ärmchen noch ein kratziges Knistertuch und in der Nase die parfümierte Popocreme – viele Eltern muten ihren Babys ohne böse Absicht einiges zu. Und wenn das Kleine diesen Overkill an Sinnesreizen dann mit entnervtem Geknatsche quittiert, geht Papa mit ihm auf den Pezziball oder mit dem Maxi-Cosi auf die Waschmaschine. Im Schleudergang. Liebe Eltern, behandelt eure quengeligen Babys bitte so, wie ihr selbst es gern habt, wenn euch alles zu viel wird: mit Liebe, mit Muße und immer schön eins nach dem anderen.

»Ich dachte,
meine wilden Nächte wären vorbei,
aber das sind die wildesten Nächte,
die ich je erlebt habe.«

EVA MENDES,
US-Filmschauspielerin;
sie und ihr Schauspielerkollege
RYAN GOSLING sind seit 2014 Eltern einer Tochter

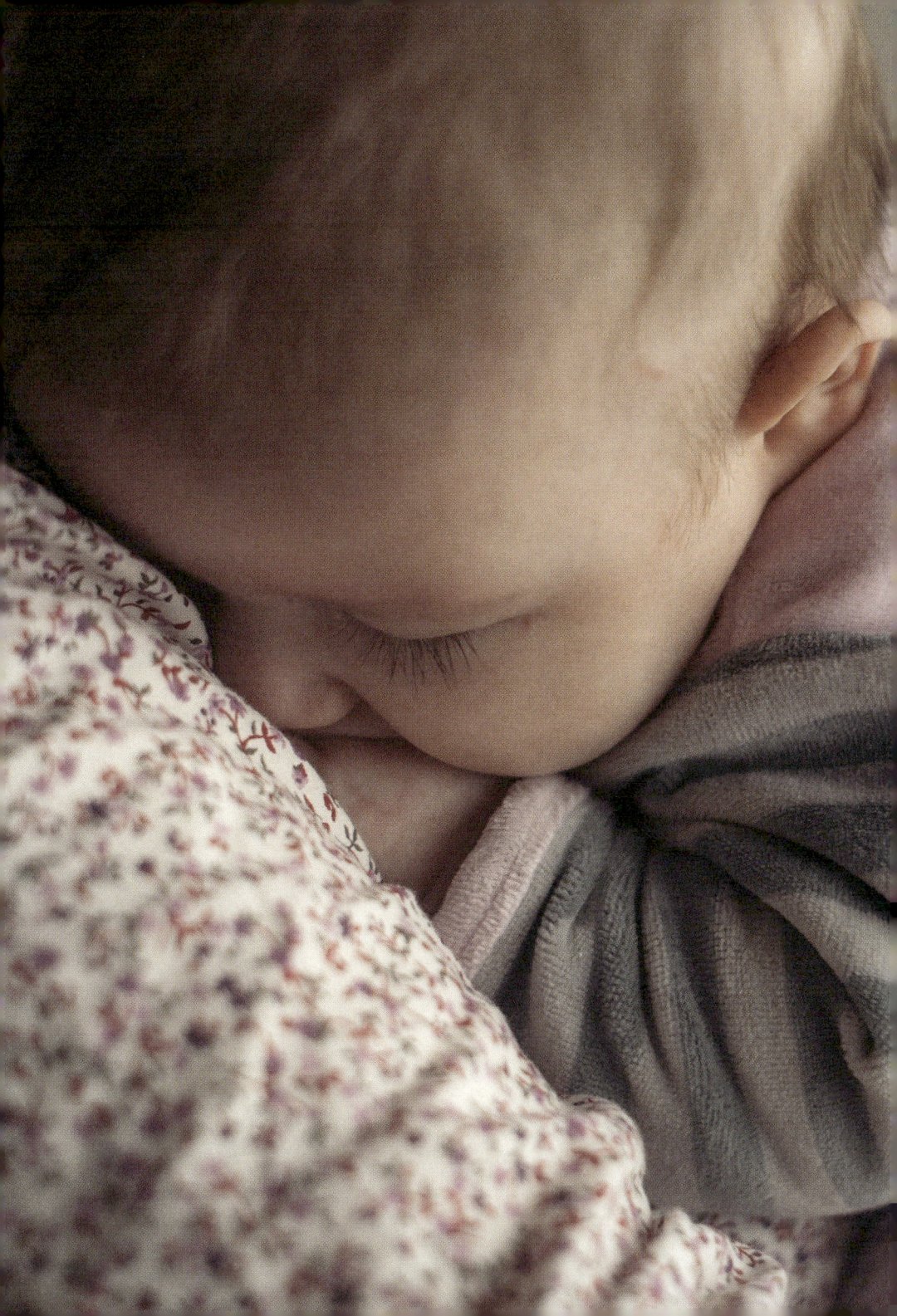

TEIL 2:

LEBENSMONATE 3–6: SWEET DREAMS ARE MADE OF THIS

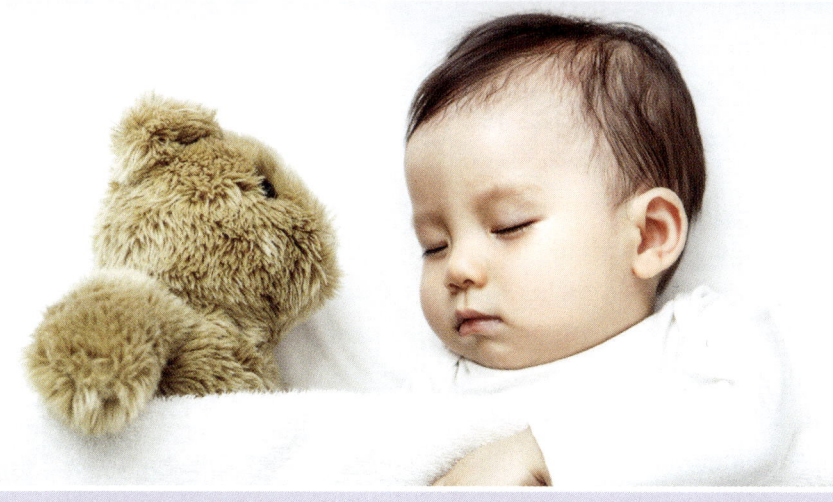

WARUM IHNEN BABYS SCHLAF IM ALLTAG JETZT HEILIG SEIN SOLLTE UND WIE SICH DAS LANGFRISTIG FÜR SIE AUSZAHLT

Das ist die Situation

Ihr Kind hat die ersten, oft unruhigen Wochen hinter sich und gewöhnt sich langsam an den Tag-Nacht-Rhythmus Ihrer Familie. Vermutlich werden Sie kaum noch nachts wickeln müssen, da Ihr Kind zumindest sein »großes Geschäft« jetzt nur noch tagsüber verrichtet.

Auch beim Stillen oder Fläschchengeben sind Sie und Ihr Baby langsam ein eingespieltes Team, das Füttern leistet Ihnen jetzt als zuverlässige Einschlafhilfe wertvolle Dienste. Viele Babys haben nun auch einen Schnuller zur Beruhigung dankbar angenommen. Darüber sind Sie vermutlich froh, denn langsam lässt der postnatale Energieschub nach, der Sie auf einer Welle von Glückshormonen kraftvoll durch die ersten 100 Nächte ohne Schlaf trug. Der Reiz des Neuen schwindet – und Sie werden immer müder.

Am Tag (sieben bis 20 Uhr) wird Ihr Kind jetzt im Schnitt zweieinhalb bis drei Stunden am Stück wach sein, ehe es eines von etwa drei Tagesschläfchen hält. Das erste Tagesschläfchen am Vormittag ist hierbei mit 60 bis 90 Minuten oft schon etwas länger.

In der Nacht (20 bis sieben Uhr) wird Ihr Baby vermutlich noch zwei bis drei Mal nach Ihnen verlangen, um gefüttert zu werden und/oder sich Ihrer Nähe zu vergewissern. In der ersten Hälfte der Nacht kann es aber schon einen etwas längere Schlafperiode schaffen. Dies ist das, was die Zunft der Babyexperten gemeinhin bereits als »Durchschlafen« bezeichnet.

Ihr Baby schläft jetzt etwa 14 bis 16 Stunden pro Tag, davon verteilen sich etwa elf bis zwölf Stunden auf den Nachtschlaf und drei bis vier Stunden auf die Tagesschläfchen. Auch hier beachten Sie bitte, dass Ihr Kind ein Individuum ist und dies nur Durchschnittswerte sind.

Wie könnte ein Tag mit Ihrem drei bis sechs Monate alten Baby aussehen?

Da jedes Kind anders ist und auch die Tagesform Ihres Kindes immer wieder schwankt, wäre es nicht kindgerecht, diesen Tag nach starren Uhrzeiten durchzustrukturieren. Besser ist es, den Tagesablauf Ihres Babys von seiner individuellen »maximalen Wachzeit« ausgehend grob zu planen. Wenn Ihr Kind jetzt also zweieinhalb bis drei Stunden wach ist, ergibt sich etwa folgende Tagesroutine:

Aufstehzeit: ca. 7 Uhr
1. Tagesschläfchen: ca. 9:30/10 Uhr   –> ca. 60–90 Min.
2. Tagesschläfchen: ca. 13:30 Uhr   –> ca. 45–60 Min.
3. Tagesschläfchen: ca. 16/16:30 Uhr –> ca. 45–60 Min.

Bettgehzeit: ca. 20 Uhr
1. Nacht-Stopp: ca. 1 Uhr
2. Nacht-Stopp: ca. 3–4 Uhr (je nachdem, ob Ihr Kind eher einen Zwei- oder Drei-Stunden-Rhythmus aus der Neugeborenenzeit mitbringt)
ggfs. 3. Nacht-Stopp: ca. 5:30/6 Uhr

Von dieser groben Tagesstruktur ausgehend können Sie und Ihre Familie überlegen, wie Sie die Bedürfnisse Ihres Babys mit den Anforderungen des jeweiligen Tages vereinbaren.

Nach dem aufregenden ersten Quartal Ihres neuen Lebens als Mutter kehrt nun ein wenig Ruhe ein. Jetzt können Sie mit Ihrem Baby auch langsam die Basis für Schlafgewohnheiten entwickeln, die sowohl ihm selbst als auch Ihnen und dem Rest der Familie guttun. Dazu folgende Tipps:

1. Werden Sie Expertin für den »Sound« Ihres Babys!

In den ersten Lebenswochen waren viele Geräusche Ihres Babys noch eher ungerichtet und Ausdruck seiner zahlreichen Körpervorgänge. Doch jetzt entwickelt Ihr Baby allmählich sein persönliches Repertoire an Geräuschen und Lauten – vom Glucksen, Quietschen, Brabbeln übers Meckern, Knöttern, Nölen bis hin zum Jaulen, Wimmern, Weinen und Schreien. Jedes Kind hat quasi seinen ganz individuellen »Sound«. Diesen Sound müssen Sie studieren, wenn Sie Ihrem Baby dabei helfen möchten, gute Schlafgewohnheiten zu entwickeln. Hören Sie genau hin, achten Sie auf die entsprechenden Begleitumstände einzelner Geräusche und versuchen Sie, sich diese akustischen Signale zu merken.

Es ist nämlich ein großer Unterschied, ob Ihr Baby nachts um drei Uhr auf einmal Fieber bekommt und dann klagt: »Ich brauche Hilfe, sofort!« – oder ob es seiner Umwelt mit einem kurzen Quäken mitteilt: »Hey Leute, nur zur Info: Ich wechsle jetzt gerade in die nächste Schlafphase.«

Im ersten Fall müssen Sie umgehend zu Ihrem Kind eilen – im zweiten Fall warten Sie vielleicht einen Moment ab, ehe Sie ins Zimmer stürmen und Ihr Baby womöglich aus dem Schlaf aufschrecken.

Je genauer Sie also anhand des Sounds Ihres Babys einschätzen können, was bei ihm gerade ansteht, desto höher wird Ihre Trefferquote, mit der Sie auf die jeweilige Situation angemessen reagieren.

Und wenn Sie sich nicht sicher sind?

Dann warten Sie einen kleinen Moment ab und hören ruhig noch ein wenig länger hin, bevor Sie entscheiden, was Sie tun. Das wird Ihnen so manchen nächtlichen Fehlalarm ersparen und die Schlafgüte aller Beteiligten langfristig stärken.

2. Geben Sie Babys Schlaf jetzt erste Priorität in Ihrem Alltag

Babys und Kinder sind von der Natur darauf ausgelegt zu kooperieren, sagen Pädagogen und Entwicklungspsychologen. Wenn Ihr Baby also so freundlich ist, auf seine Familie zuzugehen und sich langsam an den Tag-Nacht-Wechsel anzupassen – ist es dann nicht ein Gebot der Fairness, dass die Familie auf die Schlafbedürfnisse des Babys ebenfalls ein wenig Rücksicht nimmt?

In vielen Familien geschieht dies allerdings nicht. Da verbringt das jüngste Familienmitglied seinen Alltag festgeschnallt im Kinderwagen oder Buggy und wird gnadenlos hin und her gekarrt – vom Sportunterricht der älteren Geschwister zum Müttertreff mit der Kindergruppe zum Großeinkauf und zurück. Die Wochenenden erlebt das Baby dann im Maxi-Cosi auf der Autobahn, weil die Eltern »auch mal wieder ein bisschen rauskommen« und Freunde besuchen wollen oder die liebe Verwandtschaft das Baby präsentiert sehen will.

Ich kann es nicht anders sagen: Das ist aktionistischer Bullshit! Sie können von Ihrem Baby nicht erwarten, dass es für die Familie gut passende (weil berechenbare) Schlafgewohnheiten entwickelt, wenn Sie ihm im Gegenzug nicht auch berechenbare Rahmenbedingungen liefern. Natürlich höre ich jetzt schon das immer gleiche Gegenargument: »Babys können überall schlafen, im Wagen, auf dem Arm, Hauptsache, sie sind dabei. Die brauchen keine ruhige Umgebung, sondern ratzen mitten im größten Trubel tief und fest.« Ja, natürlich. Dann wundern Sie sich aber auch nicht, wenn Sie Ihrem Baby durch permanentes Auf-Achse-Sein angewöhnt haben, fast nur noch bei Bewegung im Kinderwagen, im Tragetuch oder in der Autoschale in den Schlaf zu finden.

Daniela Nagel (39) – fünffache Mutter, Romanautorin, Schreibcoach (plotbox-koeln.de) und Autorin des Ratgebers *Fünf Kinder? Sie Ärmste! Ein Survivalguide für gelassene Mehrfachmütter*

ೞ ෬

»Ich kann Gott sei Dank immer wieder schnell einschlafen, selbst wenn ich dreimal in der Nacht geweckt werde. Ich habe auch viel Mittagsschlaf mit den Babys zusammen gemacht, als die Kinder noch klein waren. Sonst hätte ich diese Zeit nicht überlebt. Tagsüber habe ich generell darauf geachtet, dass das Baby die Möglichkeit bekam, gut zu schlafen. Für die älteren Kinder habe ich in diesen Ruhezeiten dann ein Hörspiel oder so angestellt.«

Mein Tipp: Machen Sie den ungestörten Schlaf Ihres Babys ab dem vierten oder fünften Lebensmonat für etwa ein Jahr zur Chefsache und geben Sie ihm bei der Tagesplanung die oberste Priorität. Dann haben Sie eine Basis gelegt, die später auch mal die eine oder andere Ausnahme problemlos verträgt. Und Sie als Mutter haben in Summe die Chance auf sehr viel mehr Schlaf. Aus dieser Grundidee heraus ergeben sich ganz konkret folgende Regeln:

- Unternehmen Sie möglichst keine Autofahrten, die den Schlafrhythmus Ihres Babys auf den Kopf stellen.
- Gestalten Sie auch die Tagesschläfchen so konstant und ritualisiert wie möglich.
- Planen Sie Ihre Tagesaktivitäten am besten um die Schläfchen des Babys herum. Ja, das kann nerven, extrem sogar! Es belohnt Sie und Ihr Baby aber langfristig mit mehr Ruhe.
- Delegieren Sie Fahrdienste und die Terminorganisation für ältere Geschwister so weit irgend möglich an Partner, Großeltern, Freunde und Ihr lokales Elternnetzwerk. Ich weiß, das ist nur schwer möglich. Aber versuchen Sie es – zwölf Monate lang.
- Sie wohnen zentral? Und Ihr Baby absolviert schon recht konstant seine Tagesschläfchen? Dann überwachen Sie Ihr schlafendes Baby in seinem Gitterbett mit dem Babyfon, während Sie beim Metzger gegenüber für fünf Minuten einkaufen gehen oder das Geschwisterkind von der Kita um die Ecke (zehn Minuten) abholen. Klären Sie diese Frage aber vorher mit Ihrem Kinderarzt ab, er kann Sie dabei am besten beraten.
- Wer Ihr Baby unbedingt sehen will und noch mobil ist, bequemt sich bitte zu Ihnen.

3. »Mommys little helper«: Bauen Sie ein Übergangsobjekt als Sympathieträger auf

Wie eingangs schon erwähnt, werden Sie nach den ersten Lebensmonaten Ihres Kindes allmählich müder, die nächtlichen Einsätze zehren an Ihrem Körper und Ihrer Seele, langsam macht sich Erschöpfung breit. Jetzt ist ein guter Zeitpunkt, um bei Ihrem Kind erstmals »Mamas kleines Helferlein« einzuführen und als Sympathieträger aufzubauen. Denn so können Sie mit zunehmender Vorfreude dem Tag entgegensehen, an dem Ihr Kind nachts zum ersten Mal statt Mama nur noch das Helferlein benötigt, um selig weiterzuschlummern.

Die Entwicklungspsychologen sprechen hier von dem »Übergangsobjekt«, für das die meisten Kinder etwa gegen Ende ihres ersten Lebensjahrs eine innige Zuneigung empfinden. Dieses Übergangsobjekt, meist ein bestimmtes Kuscheltier oder Schmusetuch, fungiert dann oft über Jahre als Seelentröster, treuer Bettgenosse und Mama-Ersatz. Es bietet dem Kind Nähe und Sicherheit, wenn seine engsten Bezugspersonen gerade nicht greifbar sind.

Das Tolle ist: Auch wenn Ihr Baby von der bewussten Wahl eines Übergangsobjekts noch mehrere Monate entfernt ist, können Sie schon jetzt daran arbeiten, ihm ein Kuscheltier als Übergangsobjekt nahezubringen und so das Helferlein einzuführen, das Ihnen selbst eines Tages vielleicht zu mehr Nachtschlaf verhilft. Und so funktioniert das Ganze:

- Wählen Sie ein kleines, weiches, plüschiges Kuscheltier oder ein Schmusetuch als Helferlein aus. Ihr Baby muss das Helferlein gut festhalten können, ein handelsüblicher Kinderteddy ist also wahrscheinlich etwas zu groß.
- Halten Sie dieses Helferlein nun bei jedem Stillen oder Flaschegeben im Arm, eng an Ihr Kind gekuschelt. Das Gleiche tun Sie, falls Sie Ihrem Kind zum Einschlafen einen Schnuller geben und es dabei noch ein wenig in Ihren Armen wiegen. Ihr Baby wird das Helferlein schon bald mit der Geborgenheit und Beruhigung verbinden, die es in diesen Situationen mit Ihnen erlebt, und das Helferlein irgendwann selbst im Arm halten wollen.
- Versuchen Sie, das Helferlein ausschließlich in diesen Situationen rund ums Schlafen einzusetzen. Lassen Sie es möglichst immer im Babyzimmer, damit Ihr Kind es nicht zum Beispiel mit Spielen oder Rausgehen verbindet.

Diesen wirklich guten Tipp fand ich zum ersten Mal bei Elizabeth Pantley in ihrem auch sonst ebenso praxisnahen wie liebevollen Schlafratgeber *Schlafen statt Schreien*, den ich an dieser Stelle weiterempfehle.

Wenn Sie den Eindruck haben, dass Ihr Baby auf das gewählte Kuscheltier überhaupt nicht oder sogar negativ reagiert, können Sie auch andere Materialien testen und Ihrem Kind Alternativen anbieten. Auch ein Übergangsobjekt ist etwas sehr Individuelles.

Schnuller oder nicht Schnuller?

Beim Thema Schnuller gehen die Meinungen der Eltern auseinander. Die einen sagen, dass das Kind sich nicht an den Schnuller gewöhnen soll, und warnen vor Zahnfehlstellungen und Problemen beim Spracherwerb.

Die anderen befürworten einen Schnuller, weil er das Risiko für den plötzlichen Kindstod reduziert, eine hochwirksame Beruhigungsmethode darstellt und das natürliche Saugbedürfnis von Babys befriedigt.

Auch was die Babynächte angeht, stehen die meisten Mütter dem Schnuller zwiespältig gegenüber. Einerseits bietet er eine zuverlässige Einschlafhilfe, andererseits darf Mama im schlimmsten Fall x-mal in der Nacht aufstehen, um dem erwachten Baby den geliebten Schnuller wiederzugeben, den es im Schlaf verloren hat.

Fast ein modernes Klischee sind auch die verzweifelten Eltern, die ihrem Nachwuchs abends ein Dutzend Schnuller mit ins Bettchen geben, in der Hoffnung, dass ihr Kind nach dem nächtlichen Schnullerverlust beim Herumtasten wenigstens einen Zufallstreffer landet — und die dann trotzdem nachts zur Schnullersuche gerufen werden.

Die Frage »Schnuller oder nicht Schnuller« lässt sich also nicht pauschal beantworten, daher an dieser Stelle ein paar möglichst neutrale, pragmatische Tipps, die sowohl die Bedürfnisse Ihres Babys befriedigen als auch Ihrem eigenen Wunsch nach Ruhe und möglichst gutem Schlaf entgegenkommen:

- Säuglinge tragen diese Bezeichnung nicht umsonst, das Saugbedürfnis vieler Kinder ist in den ersten Lebensmonaten und bis zur Kleinkindzeit ausgesprochen hoch, und nicht jede Mutter will monatelang als stets verfügbarer Nuckelapparat herhalten. Bieten Sie Ihrem Kind also ruhig einen Schnuller zur Beruhigung an, wenn es für Sie beide passt. Stillende Mütter warten idealerweise noch etwas ab, bis sich das Stillen in den ersten vier bis sechs Wochen gut eingespielt hat.

- Achten Sie im Umgang mit Ihrem Baby genau auf seine aktuelle Gefühlslage. Nicht jede Äußerung Ihres Kindes sollte reflexartig mit einem Schnuller zum Schweigen gebracht werden, das ist eine Frage des Respekts. Ihr Kind hat ein Recht auf eine eigene Stimme, und oft will es nicht mit einem Schnuller »abgespeist« werden, sondern braucht Zuwendung und Aufmerksamkeit.

- Erinnern Sie sich an das Beispiel mit den Dutzend Schnullern im Bett und denken Sie daran: Alles, was Sie Ihrem Kind an Gewohnheiten anbieten, kann für Sie unvorhersehbare Konsequenzen haben. Und den Schnuller müssen Sie schon aus Gesundheitsgründen mit Sicherheit in näherer Zukunft (die meisten Kinderärzte raten bis zum zweiten Geburtstag) wieder abgewöhnen. Das ist nicht schlimm und auch kein Ding der Unmöglichkeit, aber manchmal mühsam für alle Beteiligten.

- Genauso kann ich Ihnen aus eigener Erfahrung sagen: Jeder nicht zwingend notwendige Extragegenstand, den so ein Baby im Alltag benötigt, zieht einen Rattenschwanz an To-dos für Sie nach sich. Das heißt beim Schnuller ganz praktisch: Sie müssen Nachschub besorgen, die Dinger reinigen und sauber halten, sie womöglich überallhin mitnehmen, am Kinderwagen o. Ä. sicher befestigen, sie regelmäßig überprüfen und bei Mängeln entsorgen und sie nie, NIE vergessen! Bedenken Sie das gut.

- Vielleicht nuckelt Ihr Kind ja auch am Daumen? Dann ist das kurzfristig natürlich äußerst praktisch, so ein Babydaumen ist schließlich (auch nachts) stets griffbereit. Allerdings könnte das Entwöhnen dann noch umständlicher vonstatten gehen. Sie sehen, es gibt im Leben von Müttern rein gar nichts umsonst.

Wenn Ihr kleines Baby keinen Schnuller annimmt, wird es Ihnen das deutlich zeigen. Auch das sollten Sie respektieren und andere Beruhigungslösungen anbieten. Ich selbst bekam den Schnuller dreimal hintereinander wütend ins Gesicht gespuckt, keines meiner Kinder konnte dem Latexsauger etwas abgewinnen. Auch wenn ich es mir zeitweise so sehr gewünscht hätte!

Die meisten Kinder- und Zahnärzte raten, den Schnuller im zweiten Lebensjahr langsam abzugewöhnen. Ab dem dritten Lebensjahr dann bereitet er mehr Probleme (z. B. Zahlfehlstellungen, Probleme beim Spracherwerb), als dass er nützt. Dann allerdings sprechen die meisten Kinder zum Glück gut auf ein kleines Abschiedsritual an (»Schnullerfee«), bei dem sie sich von ihrem Schnuller verabschieden und dafür ein Geschenk erhalten.

4. Etablieren Sie spätestens jetzt feste Rituale

Ihr Baby wird vermutlich inzwischen großen Gefallen an einem Einschlafritual finden. Schenken Sie ihm also jeden Abend einen festen Zeitraum von etwa 15 bis 20 Minuten, in denen Sie auf angenehm berechenbare Art in immer gleicher Abfolge mit Ihrem Baby so gemütliche Dinge veranstalten wie Wickeln, Schmusen, Baden, Schlafanzug/Schlafsack-Anziehen, Beten, Gutenachtsagen, Einschlafstillen, Fläschchen /Schnuller-Geben etc.

Claudia (39) – Expertin im Bereich Rechnungswesen und vierfache Mutter (Töchter und Söhne im Alter zwischen einem und acht Jahren)

ഉ ൪

»Schnuller können super helfen, auch nachts. Wir haben drei Schnullerkinder gehabt und jetzt, beim vierten Kind, hätten wir ihn auch gerne gehabt, aber er wurde strikt abgelehnt.«

Was genau Sie machen, ist Ihre Entscheidung – behalten Sie nur folgende Hinweise im Hinterkopf:

- Machen Sie es nicht allzu kompliziert. Einer der besten Tipps für die meisten Abläufe im Familienalltag (ich fand ihn in Gunnar Lotts Buch *Elterngeheimnisse*, erschienen bei Heyne) lautet: »Stell dir vor, du hättest doppelt so viele Kinder. Kämst du mit dem Ablauf immer noch klar?« Wenn Sie sich also ausmalen, dass sie zwei, vier oder sechs Kinder jeden Abend ins Bett bringen müssten, dann kommen Sie meist zu einfachen, pragmatischen Lösungen.
- Achten Sie darauf, dass das Ritual leicht auf Dritte übertragbar ist. Auch der Papa, die Großeltern oder andere Betreuungspersonen sollen schließlich die Chance bekommen, Ihr Kind problemlos ins Bett zu bringen. Wenn das Einschlafritual Mamas Anwesenheit zwingend erfordert, schränkt das Ihre Möglichkeiten der Abendgestaltung für lange Zeit extrem ein.
- Leichte Abweichungen oder Variationen beim Einschlafritual sind ab und zu völlig in Ordnung. Papa, Oma, Tante Evi – sie alle müssen sich nicht sklavisch an den etablierten Ablauf halten. Kinder können das schon früh unterscheiden.

• Einschlafrituale sind keine Dogmen! Wie alle anderen Rituale im Leben können, müssen und werden sie sich im Lauf der Familienphasen verändern. Bleiben Sie für diese Veränderungen offen.

Das magische Babydreieck

Als ich darüber nachdachte, auf welche Eigenschaften es ankommt, wenn man mit Babys und Kleinkindern lebt oder sie betreut, fielen mir spontan drei Dinge ein: Bindung, Erfahrung und Übung. Und mir wurde klar, dass diese drei Kompetenzen fast nie in einer Person vereint sind.

Meist gibt es ein Team an Bezugspersonen, die ihre jeweiligen Spezialitäten einbringen. Und wenn das gut klappt, dann ist das Baby (und Mama) glücklich. Nennen wir diesen Idealzustand einfach mal »magisches Babydreieck«.

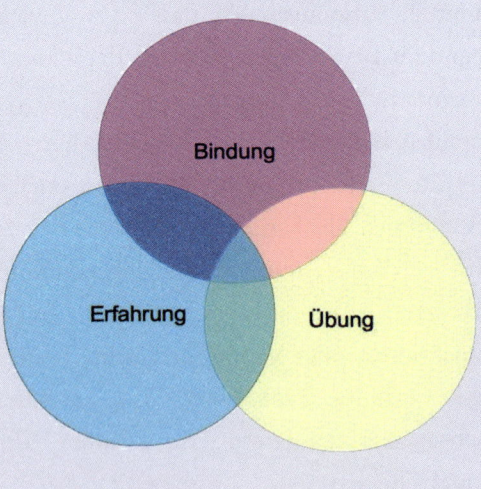

Wie alle Ideale ist das magische Babydreieck kein erreichbares Ziel, sondern eine Wunschvorstellung. Es existiert vermutlich in dem einen afrikanischen Dorf mit den 1000 helfenden Händen, das durch die Babyratgeber-Landschaft geistert wie eine Fata Morgana. Sie wissen schon, das Dorf, in dem jede entnervte Kleinfamilienmutter gern mal ein Sabbatical nehmen würde. Gott sei Dank müssen Sie dieses paradiesische Ideal nicht erreichen. Babys wachsen auch »jenseits von Eden« recht glücklich auf.

Das magische Babydreieck bietet Ihnen vielmehr ein Denkmodell, um die jeweiligen Stärken und Schwächen der engsten Bezugspersonen Ihres Babys zu erkennen und eventuell auftretende Konflikte in dieser Gruppe besser einzuordnen.

Es hilft Ihnen zu verstehen, warum Sie beispielsweise oft fast zwangsläufig mit den Großeltern aneinanderrasseln oder warum Ihnen auch der profilierteste Babyfachmann nur Vorschläge machen kann, wie Ihr Baby zu verstehen sein könnte. Und vielleicht nimmt es auch ein wenig den Druck von Ihren Schultern, als Mutter in Bezug auf Ihr Baby ALLES können, spüren und wissen zu müssen.

1. Kompetenz: BINDUNG

Damit ist die tiefe Verbindung und Liebe der primären Bezugsperson zu ihrem Baby gemeint. Meist hat die Mutter in den ersten Lebensjahren die engste Bindung zum Kind. Sie hat den besten emotionalen Draht zu ihrem Baby und verbringt die allermeiste Zeit mit ihm. Ihre Erfahrung und Übung wachsen parallel zum Lebensalter ihres Kindes und mit jedem weiteren Geschwister, das dem Erstgeborenen folgt.

Zweitwichtigste Bezugsperson ist meist der Vater des Babys, für ihn gilt das oben Gesagte genauso, zudem bietet er für sein Kind vor allem ab dem späteren Babyalter einen wichtigen Gegenpol zum »Konzept Mama«. Die sichere Bindung ist die wichtigste der drei Komponenten im Dreieck, sie ist die »Grundlage für eine gesunde körperliche, psychische und soziale Entwicklung eines Kindes«, wie der anerkannte Bindungsforscher Karl Heinz Brisch sagt. Doch so elementar die Bindung zu Ihrem Baby ist – über die anderen beiden Fähigkeiten Erfahrung und Übung verfügen Sie als Mutter bei Ihrem ersten Kind noch nicht.

Bezogen auf das Thema Babyschlaf heißt das für Sie:

Als Mutter haben Sie auch nachts eine »Standleitung« zur Seele Ihres Babys und werden es höchstwahrscheinlich am schnellsten beruhigen können, wenn es nachts erwacht und weint. Doch bloß weil das so ist, brauchen Sie nicht die Verantwortung für alle Babynächte übernehmen. Ihr Kind ist robust genug, um ab und zu auch einmal weniger effizient beruhigt zu werden. Dabei macht es zudem die wertvolle Erfahrung, dass andere – Papa, Oma, Patentante – ebenfalls einen sicheren Hafen bieten können.

2. Kompetenz: ERFAHRUNG

Damit ist das Wissen durch den langjährigen Umgang mit Kindern in den unterschiedlichen Altersstufen gemeint.

Typischerweise verfügen Omas und Opas über diese Art »generationale« Erfahrung, es können aber natürlich auch andere Bezugspersonen der »Großelterngeneration« sein wie Patentanten,

Leihomas, ältere Freunde und Nachbarinnen mit bereits erwachsenen Kindern. Diese Bezugspersonen haben einen kompletten Generationszyklus durchlaufen und blicken oft mit einem gelasseneren Blick zurück auf die Anfangsjahre als junge Familie. Sie wissen aus eigenem Erleben, dass vieles wirklich nur eine Phase ist. Allerdings ist ihr Blick gerade auf die »Freuden der Mutterschaft« zuweilen nostalgisch verklärt, zudem sind ihre Erziehungstipps zwangsläufig meist 30 Jahre alt und entsprechen somit den Normen jener Zeit.

Bezogen auf das Thema Babyschlaf heißt das für Sie:

Die Lebensweisheit der Großelterngeneration kann Ihnen in tiefer Erschöpfung Kraft spenden und Hoffnung geben. Denn dank der beruhigenden Anteilnahme von Oma, Tante Hilde oder Frau Schmidt aus dem Nebenhaus wissen Sie ja, dass die anstrengenden Babynächte wirklich irgendwann vorbei sind. Die Hauruck-Durchschlaf-Tipps der Altvorderen inklusive Schreienlassen können Sie trotzdem getrost auf den Müllhaufen der Erziehungsgeschichte werfen.

Sparen Sie sich dabei möglichst kräftezehrende Diskussionen mit der Großelterngeneration und halten Sie sich mit Anklagen zurück. Denn auch frühere Generationen handelten meist im Glauben, das Beste fürs geliebte Kind zu tun – genau wie Sie jetzt. Und wer kann schon wissen, was »Stand der Forschung« sein wird, wenn Ihr Kind Sie einst zur Oma macht? Ich bin versucht, mit Ihnen um einen krachneuen Designerbuggy zu wetten, dass Sie mit Ihren Durchschlaftipps dann auch bestenfalls müdes Abwinken ernten werden.

3. Kompetenz: ÜBUNG

Damit sind die Routine und Fachkompetenz gemeint, die Menschen entwickeln, die jeden Tag mit vielen Babys und Kleinkindern zu tun haben. Besonders »austrainiert« sind in dieser Hinsicht Erzieher, Kinderärzte, Tagesmütter, Hebammen und Kinderpsychologen. Zudem verfügen sie meist über aktuelles Fachwissen aus den Bereichen Säuglingspflege, Pädiatrie und Entwicklungspsychologie.

So kompetent diese Babyfachleute auch sind: Ihnen fehlt zwangsläufig das »Commitment«, welches eine sichere Eltern-Kind-Bindung auszeichnet. Und wenn sie selbst jung sind und (noch) keine eigenen Kinder haben, mangelt es ihnen an dem gelassenen Blick, den man nur mit jahrzehntelanger Erfahrung gewinnt.

Bezogen auf das Thema Babyschlaf heißt das für Sie:

Lassen Sie sich von den Profis ruhig inspirieren. Probieren Sie den einen oder anderen Praxistipp aus, verschaffen Sie sich Aha-Momente durch neue Erkenntnisse aus der Entwicklungspsychologie. Manchmal ist es sehr beruhigend zu erfahren, dass das eigene Kind kein gestörtes Unikum, sondern ein wunderbar stinknormales Menschlein in einer, nun ja, herausfordernden Entwicklungsphase ist. Und wenn Sie sich dann fachkundigen Rat geholt haben, entscheiden Sie selbst, was für Sie und Ihre Familie passt.

5. Beginnen Sie mit dem Lösen der Nuckel-Einschlaf-Assoziation

Es ist wunderschön, entspannend und oft so leicht, sein Baby in den Schlaf zu stillen oder ihm zum Einschlafen das Fläschchen zu reichen. Sie und Ihr Baby können diese Beruhigungstechnik auch noch viele Monate genießen. Wenn Sie sich allerdings wünschen, dass Ihr Baby mittelfristig weitere Einschlafmöglichkeiten kennenlernt und zum Einschlafen nicht ausschließlich auf das Nuckeln an der Brust oder am Fläschchen angewiesen ist, dann können Sie jetzt behutsam beginnen, bei Ihrem Baby die sogenannte »Nuckel-Einschlaf-Assoziation« etwas zu lösen.

Die bereits erwähnte Elizabeth Pantley hat diesem Thema in ihrem Buch ein ganzes Kapitel gewidmet und geht äußerst detailliert auf die einzelnen Lösungsschritte ein – ich will es Ihnen an dieser Stelle ein wenig leichter machen und fasse die grundlegenden Tipps dazu in aller Kürze zusammen.

- Ist Ihr Baby einmal auch ohne Nuckeln ruhig und schläfrig geworden, dann versuchen Sie, es noch wach abzulegen. So geben Sie ihm die Möglichkeit, ohne Nuckeln einzuschlafen. Und wie schaffen Sie vermehrt diese Art von Gelegenheit? Indem Sie das Füttern Ihres Kindes bewusst ein klein wenig vor das zu erwartende Ende der aktuellen Wachphase ziehen. Beispiel: Es ist Vormittag, Ihr Baby hat vermutlich beim Aufwachen gegen sechs oder sieben Uhr getrunken und wird allmählich wieder hungrig. Wenn Sie Ihrem Baby nun gegen 9:30 Uhr Milch anbieten, ist es schon so müde, dass es bestimmt einschlafen wird. Doch wie wäre die Situation etwa eine halbe Stunde vorher? Es könnte sein, dass Ihr Baby eine Mahlzeit um neun Uhr noch mit offenen Augen beendet. Und das wäre toll, denn dann könnten Sie nach dem Füttern einfach noch etwa

30 Minuten mit ihm spielen, bis Ihr Baby so dermaßen schläfrig wird, dass es vielleicht ohne zu nuckeln einschläft. Das wird dann womöglich nicht im Bett sein, sondern auf Ihrem Arm oder im Kinderwagen, aber das ist in diesem Moment vorerst zweitrangig. Das Wichtigste haben Sie erst einmal geschafft: Ihr Kind ist beim Einschlafen nicht nur aufs Nuckeln fixiert.

- Bieten Sie Ersatz: Was bei vielen Kindern dieser Altersgruppe als Einschlafhilfe großartig funktioniert, ist die gute alte Mullwindel. Es ist für viele Babys extrem gemütlich, sich mit der durchscheinend zarten Baumwolle der Windel von der Außenwelt abzuschotten, das Gesicht daran zu reiben, mit den Händchen hineinzugreifen, einen Zipfel der Windel anzulutschen und so oft binnen Minuten in den Schlaf hineinzufinden.

Aus Sicherheitsgründen sollten Sie bei dieser Einschlafunterstützung aufmerksam in der Nähe bleiben und die Stoffwindel vorsichtig aus dem Bett entfernen, sobald Ihr Baby eingeschlafen ist.

6. Wer kein Familienbett will, übt jetzt das Schlafen im eigenen Bett

Es gibt sehr viele Familien, in denen das gemeinsame Schlafen im Familienbett wunderbar funktioniert und sowohl Kinder als auch Eltern zu ihrem erholsamen Nachtschlaf kommen. Ich persönlich glaube auch keinesfalls, dass man Kinder verzieht und »nie mehr aus dem Elternbett bekommt«, wenn sie ihre Babyzeit und frühe Kindheit im Familienbett verbringen dürfen. Milliarden Kinder wachsen weltweit schon aus finanziellen Gründen mit einer gemeinsamen Schlafstätte für die ganze Familie auf und zeichnen sich gerade in vielen Drittweltländern durch eine ausgesprochen frühe Selbstständigkeit aus.

Daniela Nagel (39) – Mutter von fünf Kindern, Romanautorin und Schreibcoach

ℰꙊ Ꙋℛ

»Ich glaube, ganz wichtig ist zu sagen, dass ich als Mutter auch völlig okay bin, wenn meine Kinder nicht gut schlafen. Das hätte mir damals beim ersten Kind geholfen. Ich hätte auch gerne erfahren, wie ich Schlafmangel kompensiere und wie ich mir klarmache, dass es nur eine kurze Zeit ist. Mir haben die meisten Schlafprogramme viel mehr Stress bereitet, als schlechtes Schlafen auszuhalten bzw. mich einfach neben das Kind zu legen oder die Kinder zu uns kommen zu lassen, wie wir es auch viele Jahre gemacht haben, bis die Kinder keine Lust mehr hatten, nachts aufzustehen. Das einzige Argument gegen ein Familienbett ist aus meiner Sicht, dass ich jede Nacht wenigstens ein Zeitfenster haben möchte, in dem ich mit meinem Mann allein im Bett liege.«

Was ich allerdings festgestellt habe, ist, dass viele Eltern ihr Bett Nacht für Nacht eben nicht selbst gewählt mit ihren Kindern teilen, sondern nur notgedrungen. Und das, obwohl sie selbst bei diesem Arrangement kaum schlafen können.

Zahllose, mit verzweifeltem Humor gezeichnete Cartoons zu den Schlafpositionen in so einem nicht selbst gewählten Familienbett belegen, dass es fast ein modernes Klischee ist, als Erwachsener mit seinem wüst wühlenden Kleinkind das Bett zu teilen und eben nicht schlafen zu können.

Gerade Mütter gehen dann mit zunehmender Kinderzahl und Dauer der nächtlichen Fremdbestimmung auf dem Zahnfleisch. Doch scheint es ein

Tabu zu sein, dass eine Mutter sagt, dass sie nachts auch einmal ein wenig Distanz braucht, damit sie am nächsten Tag wieder das hohe Maß an Nähe und Fürsorge geben kann, welches Babys und Kleinkinder fordern.

Darüber hinaus gibt es zahlreiche Menschen, deren Schlaf generell störanfälliger ist. Und diese Veranlagung verliert man ja nicht, bloß weil man jetzt Kinder hat. Wenn Sie so einen leichten Schlaf haben, käme es einem Kräfteselbstmord gleich, wenn Sie zulassen würden, dass die kostbaren Schlafportionen zwischen den Nachteinsätzen, die Babys und kleine Kinder berechtigterweise sowieso fordern, dann auch noch massiv gestört werden.

Claudia (39) – Expertin im Bereich Rechnungswesen und vierfache Mutter (Töchter und Söhne im Alter zwischen einem und acht Jahren)

ഇ CR

»Gut geklappt hat bei unseren vier Kindern Folgendes:

- bis 3. Monat: Familienbett und bei Bedarf stillen,

- bis 6./7. Monat: nachts Familienbett, tagsüber und abends versuchen, ins eigene Zimmer ins eigene Bett zu legen, nach Bedarf stillen,

- bis 10./12. Monat: Beikost-Einführung, dadurch nach und nach das Stillen reduzieren, Kind nach Möglichkeit nachts wieder ins eigene Bett legen,

- bis 18 Monate: Essen am Familientisch, Schlafen in der Regel im eigenen Bett.«

Daher: Wenn Sie ohne einen wühlenden Zwerg im Bett viel besser schlafen, dann gewöhnen Sie Ihre Kinder so gut wie möglich an einen eigenen Schlafplatz. Ihrer Familie schenken Sie so eine ausgeruhte Mutter, die nachts auftankt, um tagsüber dann wieder ganz viel zu geben.

Zusammenfassung der Tipps für alle Mütter von Babys der Altersgruppe drei bis sechs Monate

- Studieren Sie den Sound Ihres Babys und werden Sie Expertin für alle seine Lautäußerungen.
- Geben Sie dem Schlaf Ihres Babys die höchste Priorität.
- Legen Sie sich ein »Helferlein« zu und bauen Sie es als mögliches Übergangsobjekt auf.
- Etablieren Sie spätestens jetzt Rituale und achten Sie auf deren leichte Übertragbarkeit.
- Beginnen Sie langsam (und vorerst noch spielerisch) mit der Lösung der Nuckel-Einschlaf-Assoziation.
- Wenn Sie wollen, üben Sie ab jetzt mit Ihrem Baby das Schlafen im eigenen Babybett.

GEHT ES IHNEN AUCH SO?
Kleine Checkliste für Mütter mit Kindern dieser Altersklasse

- Hat sich das nächtliche Füttern eingependelt und ist jetzt zur Routine geworden?

- Haben Sie Angst, dass Ihr Kind seine erste Drehung auf den Bauch ausgerechnet nachts im Bettchen schafft?
- Gelingt es Ihnen immer öfter, abends einen kompletten *Tatort* anzuschauen, danach ins Bett zu gehen und selbst etwa eine Stunde zu schlafen, ehe Ihr Baby Sie das erste Mal zur nächtlichen Fütterung ruft?
- Passiert es häufig, dass Ihr Kind die Nacht über zwar nach jeder Stillmahlzeit problemlos weiterschläft, aber ab etwa fünf Uhr früh partout nicht mehr in den letzten Schlafzyklus findet?
- Gehen Ihnen die vergangenen Monate als Babymutter so langsam, aber sicher an die Substanz?

Wenn mindestens zwei der oben genannten Aspekte auf Ihr derzeitiges Leben als Mutter zutreffen, dann befinden Sie sich in guter Gesellschaft. Die meisten Mütter von Kindern dieser Altersgruppe erleben Ähnliches.

Empfehlenswerte Literatur speziell zu den in diesem Teil angesprochenen Themen

Elizabeth Pantley: *Schlafen statt Schreien. Das liebevolle Einschlafbuch*, Stuttgart 2009

Remo Largo: Babyjahre. *Entwicklung und Erziehung in den ersten vier Jahren*, München 2007

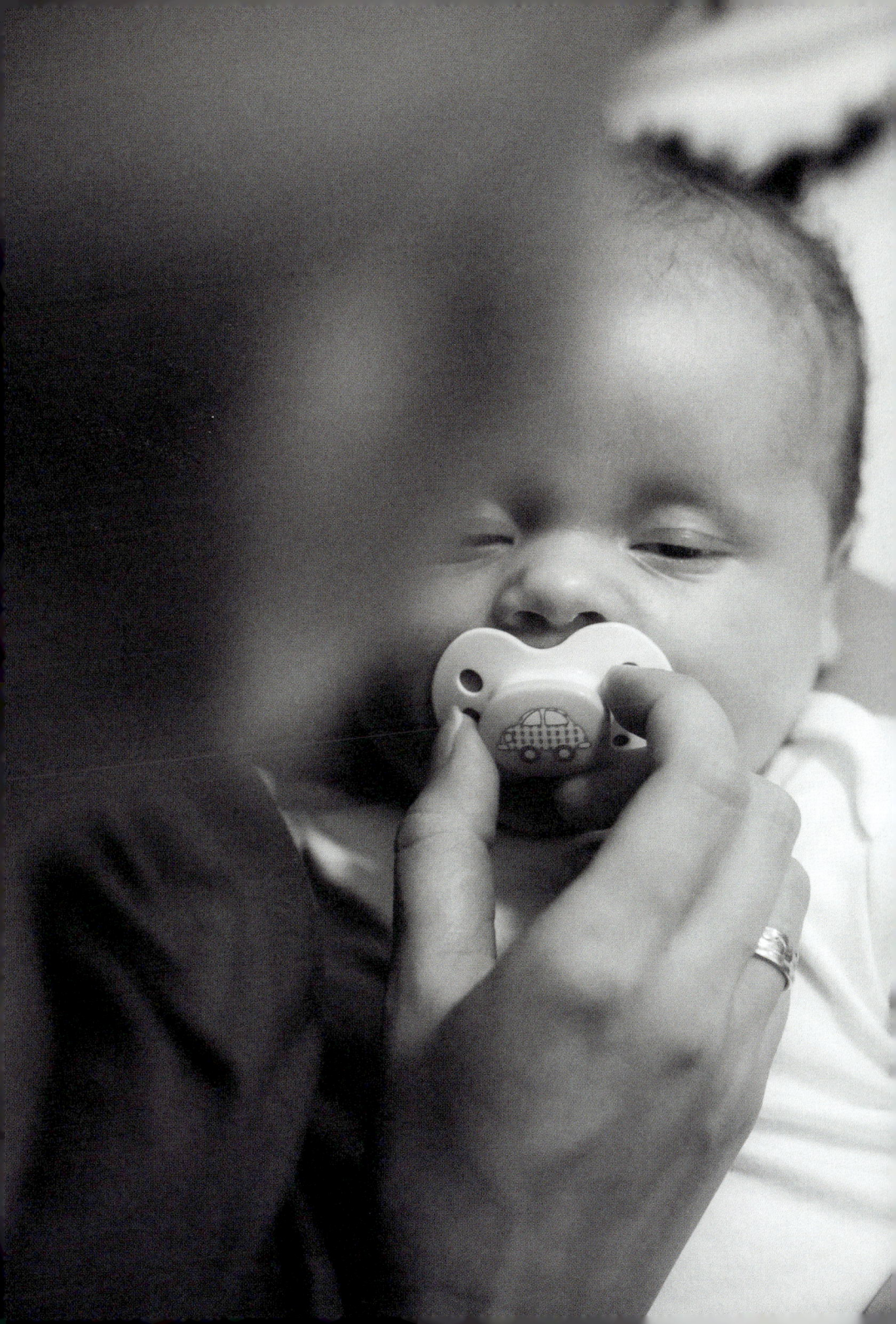

Die unselige Fünf-Uhr-Klippe oder wie Sie Ihr Kind dazu bekommen, frühmorgens etwas länger zu schlafen

Viele Babys und Kleinkinder haben ein Problem damit, frühmorgens gegen fünf Uhr noch einmal in den allerletzten Schlafzyklus vor dem offiziellen Start in den Tag zu finden. Nach etwa neun bis zehn Stunden Nachtruhe sind sie einfach nicht mehr bettschwer genug für dieses letzte Einschlafen. Ihr nächtliches Schlafpensum haben sie andererseits aber auch noch nicht voll erreicht. Ein Dilemma.

Dieses Verhalten kann auch für Sie als Mutter zur Tortur werden, es sei denn, Sie sind die Art Frühaufsteherin, die jeden Tag gerne um fünf Uhr mit dem Baby beginnt, während der Rest der Familie womöglich noch zwei Stunden schläft.

Falls Sie keine so extreme »Lerche« sind und gerne noch etwas länger schlafen wollen, folgen hier ein paar Tricks, mit denen Sie Ihr Kind vielleicht noch einmal in den Schlaf locken können, bevor dann gegen sechs oder 6:30 Uhr die Nacht sowieso zu Ende ist:

- Ist Ihr Baby jünger als acht Monate? Dann holen Sie es frühmorgens zu sich ins Bett oder wandern Sie selbst auf eine Matratze neben das Babybett. Alles Herumziehen wird in diesem frühen Lebensalter sowieso nicht klappen. Und: Oft endet die intensivste Frühaufsteherphase in der zweiten Hälfte des ersten Lebensjahrs von allein. Sparen Sie sich also die Nerven.
- Ist Babys Schlafplatz um die Uhrzeit wirklich dunkel? Auch im Sommer? Falls nicht, kaufen Sie ein gutes Rollo oder einen lichtdichten Vorhang.

- Widerstehen Sie der Versuchung, Ihr Kind am Abend vorher krampfhaft länger wach zu halten, weil Sie hoffen, dass es dann morgens länger schläft. Babys ticken nicht so. Sie schlafen bei Übermüdung eben nicht wie ein Erwachsener länger und tiefer, sondern ganz im Gegenteil kürzer und unruhiger.
- Wenn Ihr Kind älter als sechs Monate ist und Sie mit dem nächtlichen Abstillen beginnen, dann gewöhnen Sie das Füttern gegen fünf Uhr früh erst zuletzt ab. Die frühmorgendliche Mahlzeit hilft Ihrem Kind (und damit auch Ihnen!) beim Weiterschlafen.
- Älteren Babys und Kleinkindern, die nachts bereits abgestillt sind, können Sie eine kleine, tropfsichere Trinkflasche mit Wasser ins Bettchen mitgeben. Mit etwas Geschick und Glück lernt Ihr Kind, sich frühmorgens selbst das Fläschchen zu schnappen, ein paar Schlucke zu trinken und darüber noch einmal wegzudösen.

Abgesehen von diesen Hinweisen bleibt es für viele Mütter und Väter auf Jahre eine Herausforderung, mit dem frühen Aufstehen ihrer kleinen Kinder umzugehen. Ich will nichts beschönigen: Die frühmorgendliche Fünf-Uhr-Klippe wird Ihnen womöglich noch erhalten bleiben, bis Ihr Nachwuchs schon fast im Vorschulalter ist.

Mit größeren Kindern können Sie allerdings besser verhandeln. Sie können ihnen zum Beispiel eine Wanduhr schenken, die ihnen sagt, wann die »offizielle Aufstehzeit« ist, und Regeln mit ihnen vereinbaren, was frühmorgens zu welcher Uhrzeit erlaubt ist. Unterstützen Sie die Einhaltung dieser Regeln dann noch mit kleinen Belohnungen und Vergünstigungen, haben Sie eine gute Chance, frühmorgens eines Tages vom Klingeln des eigenen Weckers geweckt zu werden. Oder vom friedlichen Geklapper der Legosteine aus dem Kinderzimmer.

»Es ist nun mal so,
dass es manchmal nicht läuft,
dass der Schlafmangel an einem zehrt
und die Windel nicht gerade nach Parfüm riecht.«

LINDA ZERVAKIS,
Tagesschau-Sprecherin,
Mutter eines Sohnes (2012 geboren)
und einer Tochter (2015 geboren)

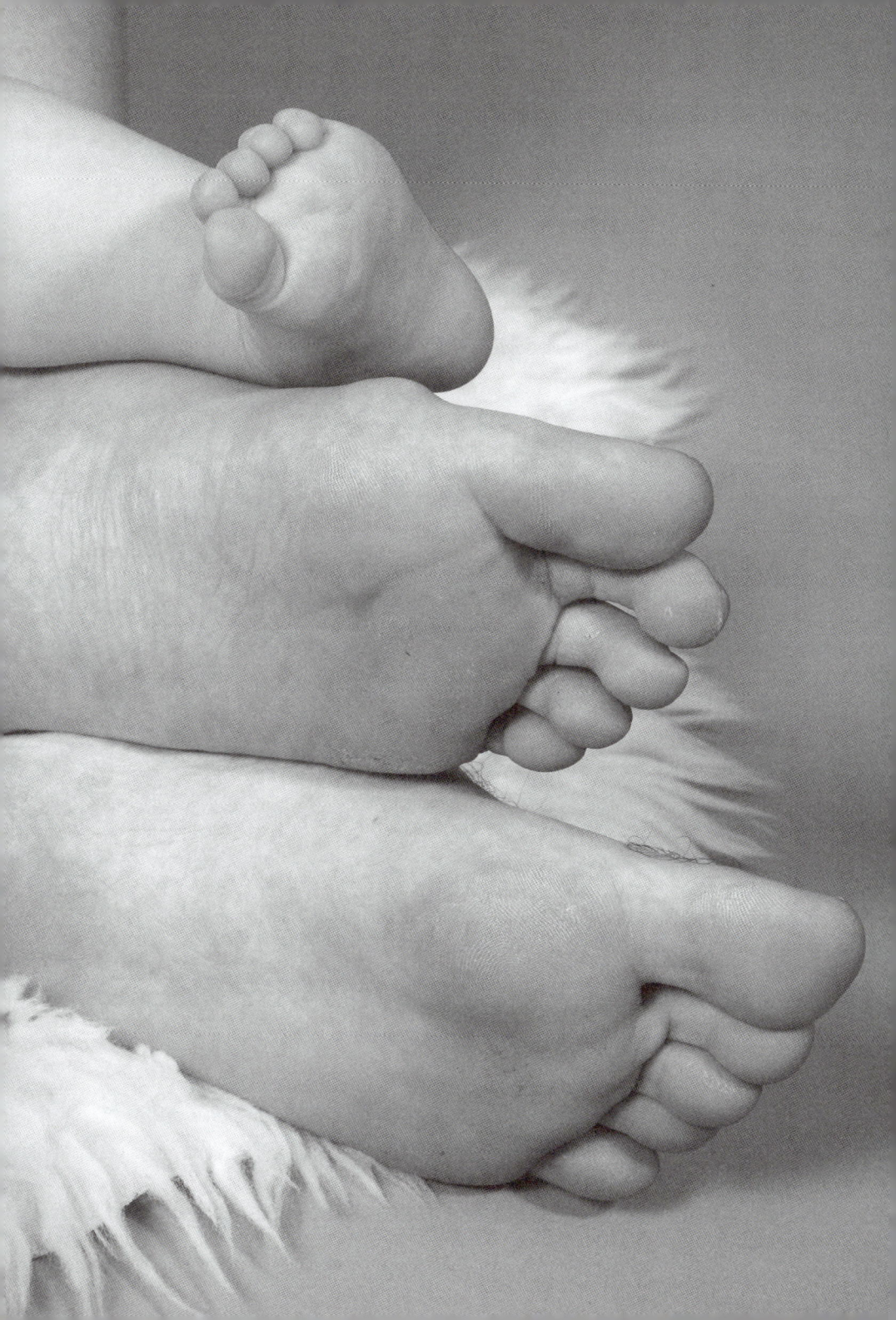

TEIL 3:

LEBENSMONATE 6–10: GIMME, GIMME, GIMME SOME SLEEP AFTER MIDNIGHT

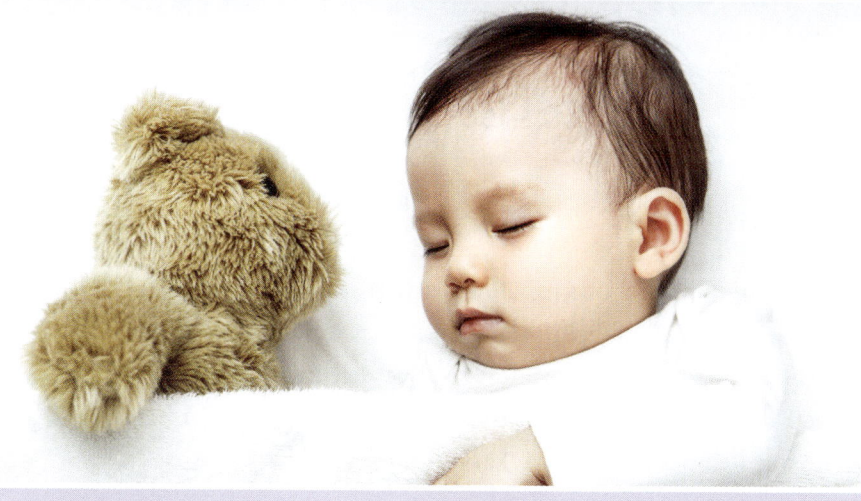

NACHTS ABSTILLEN OHNE PANIK UND TRÄNEN

Das ist die Situation

Im Leben Ihres Kindes passiert gerade jetzt sehr viel:

Es bekommt seine ersten Zähne, lernt feste Nahrung kennen, fängt an zu robben und zu krabbeln. Zudem erlischt langsam der Nestschutz, der Ihr Baby in den ersten Lebensmonaten vor vielen Krankheitserregern bewahrt hat. Ihr Kind hat infolgedessen oft mit den ersten meist harmlosen, aber unangenehmen Infekten zu kämpfen.

All diese Veränderungen sorgen bei Ihrem Kind natürlich für Aufregung – und damit oft wieder für unruhigere Nächte. Das schlaucht nicht nur die Babys, sondern auch die Mütter. Trotz der vielen Sondersituationen (Infekt, Zahnen etc.) findet bei Ihrem Baby jedoch fast unmerklich auch eine Entwicklung in Richtung Ganze-Nacht-Schlafen statt.

Ihr Baby schläft jetzt etwa 13 bis 14 Stunden pro Tag , davon verteilen sich etwa elf Stunden auf den Nachtschlaf und zwei bis drei Stunden auf die Tagesschläfchen.

Generell können Sie eine Entwicklung hin zu einem konstanten Nacht-schlaf und zu einer langsamen Abnahme des Tagesschlafs beobachten.

Am Tag (sieben bis 20 Uhr) wird Ihr Kind jetzt im Schnitt dreieinhalb bis vier Stunden am Stück wach sein, ehe es eines seiner zwei Tagesschläfchen hält. Damit hat es den nicht ganz einfachen Übergang von drei auf zwei Tages-schläfchen gemeistert (mehr dazu im Exkurs »Die leidigen Übergangsphasen« auf Seite 119). Das erste Vormittagsschläfchen ist mit circa 90 Minuten oft länger und bewegt sich im Lauf der Wochen immer weiter Richtung Mittag.

Das Nachtmittagsschläfchen ist kürzer (etwa 30 Minuten) und wandert dementsprechend weiter in den Nachmittag hinein. Ab jetzt können Sie Ihr Kind auch ruhig einmal sanft wecken, wenn es über 16 Uhr hinaus schläft. So stellen Sie sicher, dass es vor dem abendlichen Zubettgehen möglichst nah an seiner aktuellen »maximalen Wachzeit« von vier Stunden ist und die nötige Bettschwere hat.

In der Nacht (20 bis sieben Uhr) wird Ihr Baby vermutlich noch ein, zwei Mal nach Ihnen verlangen, um von Ihnen gefüttert zu werden und zu schmusen. Einige wenige Durchschlaftalente schaffen es jetzt schon, ab und zu bis in die frühen Morgenstunden hinein zu schlafen, ohne Mama oder Milch zu benötigen. Diese Babys sind aber eher die Ausnahme.

Nachts abstillen – ein Dauerbrenner

Wenn Sie den Begriff »nachts abstillen« googeln, erhalten Sie über 100 000 Treffer. Google bietet außerdem automatisch als häufigste Suchanfragen die Kombination dieses Begriffs mit »wie«, »ab wann«, »Tipps« und »Papa« an. Wenn Sie sich dann noch in Ihrem Umfeld umhören, werden Sie feststellen, dass dieses Thema ein Dauerbrenner ist und die meisten jungen Mütter dieser Herausforderung mit so viel Vorfreude entgegensehen wie einer Wurzelbehandlung beim Zahnarzt.

Doch irgendwann will Mama einfach nicht mehr: Bei aller Liebe und Hingabe geht es nämlich doch mächtig auf die Knochen, über Monate jede Nacht mehrfach zum Füttern geweckt zu werden.

Oft haben die Mütter dann auch schon regelrechte Schlafstörungen entwickelt und finden zwischen den Einsätzen überhaupt keinen

Schlaf mehr. Irgendwann kommt also der Tag, an dem auch die liebevollste Mutter partout keine Lust mehr hat, nachts auf Zuruf die Minibar zu spielen. Meist passiert das in Deutschland irgendwann in der zweiten Lebensjahrhälfte des Babys.

Häufig entspinnt sich dann ein Machtkampf zwischen Mutter und Kind nach einem stets ähnlichen Drehbuch: Das Kind fordert seine Milch, die Mutter weiß sich nicht anders zu helfen und versucht, die Mahlzeit ersatzlos zu streichen. Dafür kassiert sie verständlicherweise massiven Protest. Der Vater wird zwischendurch auch kurz wach, verlangt mehr mütterliche Konsequenz und bekommt dafür natürlich sofort einen auf den Deckel. Am Ende sind alle Beteiligten mit den Nerven am Ende, und die Mutter stillt entweder zähneknirschend weiter, oder das Kind hat auf ziemlich brutale Weise eine seiner ersten Verlusterfahrungen im Leben gemacht. Beide »Lösungen« schaffen nur Verlierer und gehen zulasten der Eltern-Kind-Beziehung.

Damit die Beziehung zu Ihrem Kind unbelastet bleibt, gönnen Sie sich das Recht auf eine klare Entscheidung. Überlegen Sie schon einige Wochen vorher in Ruhe, ab wann Sie das nächtliche Abstillen starten möchten (etwa ab dem achten Lebensmonat kann das meistens ganz gut klappen), und dann gehen Sie Schritt für Schritt vor – mit Augenmaß und Ausdauer, ohne Druck und mit der nötigen Rückendeckung durch Ihr Umfeld. Wenn dann noch ein Quäntchen Glück hinzukommt, dann können Sie und Ihr Baby diesen naturgemäß schwierigen Entwicklungsschritt tatsächlich ohne Tränen meistern.

Wie schon erwähnt, ist dieses zweite Halbjahr der Babyzeit prall gefüllt mit Herausforderungen. Und jetzt müssen Sie mitten in dieser kräftezehrenden Phase auch noch nachts abstillen? Aber nein, Sie müssen gar nichts. Sie und Ihr Kind können so lange stillen, wie Sie beide es wollen!

Nur erfahrungsgemäß klappt das Abstillen bei den meisten Kindern in diesem Alter besonders leicht, und Sie können es für Ihr Kind möglichst schonend gestalten.

Ideal sind die Lebensmonate acht bis zehn, um das Abstillen anzugehen. Dieses Zeitfenster bietet sich aus folgenden Gründen an:

- Der Beikost-Start ist auch bei Spätzündern meist schon geschafft. Ihr Kind verfügt also neben der Milch über eine weitere zuverlässige Nahrungsquelle.
- Viele Mütter haben im achten Lebensmonat schon die Milchmahlzeiten teilweise (oder sogar komplett) von der Brust auf das Fläschchen umgestellt. Ist das auch bei Ihnen der Fall? Dann können Sie beim nächtlichen Reduzieren der Milchmahlzeiten einige Tricks nutzen, um Ihrem Baby das Entwöhnen möglichst ohne Tränen zu vermitteln. Und das ist ja Ihr Ziel: nachts entwöhnen, ohne Ihr Kind weinen zu lassen.
- Die Chancen stehen gut, dass die nächtliche Nahrungszufuhr bei Ihrem Kind ab dem achten Lebensmonat keine Notwendigkeit mehr ist, sondern sich zu einer Gewohnheit gewandelt hat. Dieser Prozess vollzieht sich unmerklich und ist eine sehr individuelle Sache. Es gibt also keinen Tag X (und damit auch keine Sechs-Monats-Grenze, wie oft verbreitet), ab dem ein Kind nachts ganz sicher keine Nahrung mehr benötigt. So etwas muss man testen, weshalb Sie auch das nächtliche Abstillen bitte möglichst unverkrampft und mit einem genauen Blick auf die Reaktionen Ihres Babys angehen. Wenn es dann im achten Lebensmonat noch nicht klappt, macht nichts, dann versuchen Sie es eben sechs Wochen später noch einmal.
- Vor dem zehnten Lebensmonat ist die Erinnerungsspanne Ihres Babys immer noch so kurz, dass Gewohnheiten (wie das nächtliche Trinken) nicht ganz so verfestigt sind wie beispielsweise ab dem ersten Geburtstag. So können Sie neue Verhaltensweisen leichter einführen und etablieren.

- Sie selbst als Mutter stehen meist noch nicht unter Druck, zu einem bestimmten Zeitpunkt abgestillt haben zu müssen – zum Beispiel wegen der Rückkehr in den Job und/oder dem Start in der Kita. Sie können sich mit dem Abstillen daher viel Zeit lassen, was auch für Ihren Körper und Ihre Seele am besten ist.

Wann stillen Kinder sich eigentlich von selbst ab?

Wenn Abstillen so ein Stress ist, warum lasse ich mein Baby dann nicht einfach den Zeitpunkt selbst bestimmen, wann es nicht mehr gestillt werden will? Gibt es so etwas wie ein »natürliches Abstillalter«? Das ist eine berechtigte Frage. Ich bin ihr nachgegangen und dabei auf die Studien der amerikanischen Anthropologin Katherine Dettwyler gestoßen. Diese hat Mitte der 1990er-Jahre die durchschnittliche Stilldauer bei Säugetieren allgemein und Menschen im Besonderen erforscht und festgestellt:

»Wird der Säugling nach Bedarf gestillt und darf er den Zeitpunkt des Abstillens selbst bestimmen, so liegt der Zeitpunkt des Abstillens häufig erst nach dem zweiten oder dritten Geburtstag. (…) Der Vergleich des Abstillalters von 64 traditionellen Kulturen kommt zu einer Kurve, deren Scheitelpunkt kurz vor dem dritten Geburtstag liegt. Der früheste Abstill-Zeitpunkt der untersuchten Kulturen liegt kurz vor dem ersten Geburtstag, der späteste bei etwa fünfeinhalb Jahren.«

Wenn Sie also selbst nicht aktiv werden, können Sie davon ausgehen, dass Ihr Kind vermutlich im Alter von etwa drei Jahren von selbst aufhören wird, Sie nachts als Milchbar anzufordern – vielleicht aber auch erst zur Einschulung. Überlegen Sie, ob das für Sie in Ordnung ist. Falls nicht, müssen Sie wohl oder übel die Initiative ergreifen.

1. Nächtliches Entwöhnen – Schritt für Schritt

Wenn Ihr Kind etwa acht Monate alt ist und Sie den Entschluss gefasst haben, nachts abzustillen oder ihm die Flaschenmahlzeiten abzugewöhnen, dann gehen Sie bitte folgende Checkliste zur Vorbereitung durch:

- Hat Ihr Kind soliden Appetit, und sind seine Brei- und Milchmahlzeiten tagsüber zufriedenstellend?
- Haben Sie genug Zeit, Kraft und Hilfe, um Ihrem Baby bei der Entwöhnung mit einer großen Extraportion Körperkontakt und Aufmerksamkeit zur Seite zu stehen?
- Verläuft Ihr Familienleben derzeit ansonsten in ruhigen, ausgeglichenen Bahnen, gibt es eine verlässliche Tagesstruktur?

Wenn diese Rahmenbedingungen alle gegeben sind, dann können Sie starten. Gehen Sie dabei schrittweise vor, damit Sie Ihr Baby nicht überfordern.

Julia (42) – Förderschullehrerin und dreifache Mutter (zwei Töchter, 2009 und 2012 geboren, und ein Sohn, 2014 geboren)

℘ ℞

»Mein Tipp: Zufälligkeiten nutzen! Damit meine ich, eine Sondersituation, in der zwangsläufig ›alles anders‹ ist – also Urlaub, Umzug, Infekt –, gezielt zu nutzen, um Gewohnheiten zu ändern. Und diese Änderung dann im Alltag fortzuführen. Bei uns hat nächtliches Abstillen zum Beispiel besser im Hochsommer geklappt, weil unsere Kinder nachts eher Durst als Hunger hatten und auch gerne Wasser genommen haben.«

Sie kennen das: Ausnahmen bestimmen die Regel. Es gibt also auch hier Gelegenheiten, die ein schnelleres nächtliches Entwöhnen begünstigen. Mehr dazu am Ende dieses Kapitels unter »Zwei Tipps für Fortgeschrittene: nachts abstillen«, Seite 126.

I. Schritt: Milchmenge reduzieren

Verringern Sie die Milchmenge (und damit auch die Kalorienzahl), die Ihr Kind nachts aufnimmt, und führen Sie es dadurch langsam an die nächtliche Nahrungskarenz heran.

- Wenn Sie stillen, kürzen Sie die Stillmahlzeiten nach und nach ab, indem Sie Ihr Baby vorsichtig von Ihrer Brust lösen, kurz bevor es selbst nach seiner gewohnten Zeit die Mahlzeit beenden würde. Das klappt meist, indem Sie vorsichtig Ihren kleinen Finger in den Mundwinkel Ihres Babys schieben und es dann sanft von der Brustwarze ablösen.
- Wenn Ihr Kind schon die Milchflasche nimmt, haben Sie es leichter. Dann können Sie die absolute Milchmenge im Fläschchen pro Mahlzeit langsam verringern und/oder den Pulveranteil in der Milchlösung reduzieren. Ich selbst habe mich meist für eine Kombination beider Strategien entschieden. Testen Sie, was für Sie und Ihr Baby gut passt.

Wenn das Verkürzen der Trinkmenge klappt und Ihr Baby an einen Punkt kommt, an dem Sie sagen: »Auf diesen kleinen nächtlichen Snack kommt es eigentlich auch nicht mehr an«, dann sind Sie beide bereit für den nächsten Schritt.

2. Schritt: Füttern verzögern, Hinhaltetaktiken verbessern

Wenn Ihr Kind Sie jetzt nachts weckt, versuchen Sie, den Zeitpunkt der Fütterung etwas hinauszuschieben und Ihr Kind mit anderen Beruhigungsmöglichkeiten ein wenig hinzuhalten. Dabei ist erst einmal alles erlaubt: im Bettchen streicheln, das Helferlein zum Schmusen geben, das Einschlafmantra flüstern, die Spieluhr noch mal aufziehen und bei Bedarf natürlich auch hochnehmen, im Arm halten, wiegen und herumtragen. Kurz: was immer Ihrem Kind hilft, sich auch ohne Flasche oder Brust noch eine Zeit lang wohlzufühlen. Etwas später können Sie Ihr Kind dann auch füttern.

Und, haben Sie es schon bemerkt? Jetzt können Sie nach und nach die Früchte Ihrer »Vorarbeit« in den vorangegangenen Monaten ernten, indem Sie nämlich Ihr Helferlein zur Beruhigung einsetzen (vor dem ersten Geburtstag können Sie es aus Sicherheitsgründen nach dem Einschlafen einfach wieder aus dem Bett nehmen) oder Teile Ihrer eingeübten Rituale nutzen (Einschlafmantra, Spieluhr etc.).

Wenn es Ihnen im Zeitraum von etwa ein bis zwei Wochen mehrere Male gelungen ist, Ihr Baby nachts ohne Nahrung wieder zum Weiterschlafen zu bewegen (selbst wenn es nur wenige Stunden waren), dann sind Sie beide bereit für die nächste Herausforderung.

3. Schritt: Nahrung vorenthalten, für vorerst zwei bis drei Nächte

Definieren Sie für sich eine Testphase von zwei bis drei Nächten, in denen Sie Ihrem Kind die nächtlichen Snacks verweigern und ausschließlich andere Beruhigungsmöglichkeiten anbieten. Achten Sie dabei auf seine Reaktion.

Wenn Ihr Baby noch nicht bereit ist, nachts auf Nahrung zu verzichten, werden Sie das deutlich merken: Es wird (noch) häufiger wach, lässt sich nur schwer beruhigen, schläft insgesamt unruhiger und fordert weiterhin den nächtlichen Snack ein. In diesem Fall gehen Sie nach der Testphase bitte wieder zum zweiten Schritt zurück und warten ein paar Wochen, bevor Sie einen neuen Vorstoß wagen. Ihr Baby soll beim Schritt-für-Schritt-Entwöhnen nicht weinen müssen – und schon gar nicht hungern.

Wenn Ihr Kind diesen dritten Schritt aber gut annimmt und in der Testphase nachts seltener aufwacht, dann können Sie davon ausgehen, dass es ab sofort nachts keine Nahrung mehr braucht.

Dann haben Sie es geschafft!

Doch freuen Sie sich bitte verhalten, denn Ihr Kind wird sicher noch jahrelang öfters mal des Nachts aufwachen und Ihre Nähe oder Hilfe benötigen. Sei es, weil es schlecht geträumt hat, mit einem Infekt kämpft oder das Schlafen ohne Windel trainiert. Aber den Mitternachtsimbiss, den braucht es jetzt nicht mehr.

Nachtschreck oder Albtraum?

Nicht wenige Kinder werden ab einem Alter von etwa neun Mona-
ten schon manchmal von einem der beiden Phänomene aus dem
Schlaf geschreckt, die vor allem Kinder zwischen zwei und sechs
Jahren heimsuchen: dem Nachtschreck und Albträumen. Beide Er-
eignisse sind auch für Sie als Eltern anfangs oft erschreckend und
beunruhigend. Mit Gelassenheit, Liebe, Zuwendung und starken
Nerven können Sie aber auch diese Klippe im Leben mit Ihrem
Kind gut umschiffen.

Nachtschreck

Schätzungen zufolge leiden bis zu fünf Prozent aller Kinder zwischen zwei und sechs Jahren an diesen nächtlichen Attacken.
Jungen sind etwas häufiger betroffen als Mädchen. Es wird eine
angeborene Veranlagung vermutet, weil der Nachtschreck in bestimmten Familien gehäuft vorkommt. Fieber, Stress und Schlafmangel scheinen das Auftreten zu begünstigen. Man nimmt an,
dass das Kind beim Nachtschreck Probleme mit dem Wechsel
zwischen den verschiedenen Schlafphasen in der Nacht hat. Es
bleibt also kurzzeitig quasi zwischen zwei Schlafphasen auf geheim-
nisvolle Weise »stecken«. Und das mit dramatischen Folgen: Meist
werden die Eltern in der ersten Nachthälfte von einem gellenden
Schrei aufgeschreckt und treffen dann am Babybett auf ein Kind,
das starke Anzeichen von Panik zeigt: Seine Augen sind weit auf-
gerissen, es hat Herzklopfen, keucht, schreit, schwitzt, brabbelt,
ist verwirrt und unruhig. Oft tritt und schlägt es um sich und lässt
sich weder anfassen noch beruhigen. Es scheint die Eltern auch
nicht zu erkennen, ist wie in Trance. Der Nachtschreck kann von
wenigen Minuten bis über mehr als eine halbe Stunde dauern und
verschwindet so geisterhaft, wie er aufgetreten ist. Von einem

auf den anderen Moment beruhigt sich das Kind, seufzt, kuschelt sich zusammen und schläft weiter, als wäre nichts geschehen. Am nächsten Morgen kann es sich an nichts erinnern.

Nachtschreck-Attacken sind beängstigend, aber komplett harmlos. Am besten helfen Sie Ihrem Kind in solchen Momenten, wenn Sie in seiner Nähe bleiben, aber es in Ruhe lassen. Sie können es allenfalls durch Kissen oder Ähnliches davor bewahren, sich selbst beim Toben zu verletzen. Manchmal hilft es auch, wenn Sie leise und beruhigend zu Ihrem Kind sprechen. Nachtschreck-Phasen sind meist nicht von langer Dauer. Nur selten verfolgen sie eine junge Familie über Monate, die meisten Eltern erleben so etwas sogar nur ein oder zwei Mal mit ihrem Kind.

Albtraum

Für Ihr Kind sind Albträume erheblich schlimmer als der Nachtschreck, weil es sich daran erinnern kann. Wenn Ihr Kind aus einem Albtraum hochschreckt, braucht es Trost und Geborgenheit. Sie müssen mit ihm also ganz anders umgehen als beim Nachtschreck.

Albträume treten meist erst in der zweiten Nachthälfte auf, Ihr Kind erwacht komplett und angsterfüllt und hat auch nach dem Aufwachen noch Angst. Es kann vielleicht noch nicht klar artikulieren, was genau es geträumt hat, aber es spricht gut auf Ihre Nähe an. Es hat eventuell nach einem Albtraum Schwierigkeiten, wieder gut weiterzuschlafen – ganz so, wie auch wir Erwachsenen nach einem verstörenden Traum oft wach liegen. Am besten bleiben Sie bei Ihrem Kind, bis es wieder zurück in den Schlaf gefunden hat.

Da auch Babys wie alle Menschen schon träumen, können auch sie schon mit Albträumen (meist ebenfalls ab dem neunten bis zehnten Monat) zu kämpfen haben. Typischerweise treten kindliche Albträume jedoch eher bei Kindergartenkindern von drei, vier Jahren auf.

CHECKLISTE: Nachtschreck oder Albtraum?

Da Sie als Mutter bei diesen beiden nächtlichen Einsätzen am Babybett so unterschiedlich gefordert sind, hier noch einmal die wichtigsten Unterschiede aufgelistet:

Nachtschreck	Albtraum
tritt eher in der ersten Nachthälfte auf (1–4 Std. nach dem Einschlafen)	tritt eher in der zweiten Nachthälfte auf (nach Mitternacht)
Kind wirkt panisch, aber auch wie in Trance	Kind ist wach und voller Angst
lässt sich nicht beruhigen, oft noch nicht einmal anfassen	will in den Arm genommen und getröstet werden
schläft nach Nachtschreck problemlos weiter	hat oft Angst, wieder einzuschlafen
erinnert sich am nächsten Morgen an nichts	erinnert sich auch am nächsten Tag an den Traum
Was tun? Ruhig in der Nähe bleiben, abwarten, Kind ggfs. vor Verletzungen schützen	Was tun? Trösten, kümmern, Sicherheit und Nähe geben
Altersgruppe: 2–6 Jahre (einige Kinder schon ab 9. Lebensmonat)	Altersgruppe: 2–8 Jahre (wenige schon ab 9. Lebensmonat, größte Häufigkeit bei 3–4 Jahren)

2. Kann der Vater nicht beim Abstillen helfen?

In vielen Elternratgebern tauchen sie gerne dann auf, wenn es um das angstbesetzte Thema »Nachts abstillen« geht: die hilfreichen Väter, deren große Stunde jetzt als Mamas Ablöse am Babybett schlägt.

Papa riecht nicht so quälend lecker nach Muttermilch und kann deshalb Mama in den ersten schlimmsten Nächten ablösen. Heroisch tritt er dann dem wüst nach seinem gewohnten Service verlangenden Nachwuchs entgegen und geleitet ihn mit stählernen Nerven und liebevollster Zuwendung zurück in den Schlaf. Währenddessen schläft Mama ungestört weiter und widmet sich ansonsten vor allem dem Trinken von milchreduzierendem Salbeitee. Und schon ist der Drops gelutscht, Papa sei Dank.

Leider geht dieser Tipp komplett an der Realität in den meisten deutschen Familienhaushalten vorbei. Denn warum sollte sich ein bisher gestilltes Kind in dieser nächtlichen »Krisensituation« auf einmal vom Vater beruhigen lassen? Vor allem, wenn dieser bislang bei den »Nachtschichten« kaum in Erscheinung getreten ist und ergo auch über keine Erfahrung für diese Situation verfügt, da ja die Mutter bisher gestillt hat?

Sicher, Ausnahmen bestätigen die Regel, es gibt auch Väter, die von Anfang an nachts zur Stelle und dem Baby daher auch in dieser Situation vertraut sind. Und wenn Sie Ihr Baby bereits von der Brust auf das Fläschchen umgewöhnen konnten, dann kann auch Ihr Partner eine wichtige Rolle in diesem Prozess übernehmen. Doch solche Fälle sind eher die Ausnahme denn die Regel.

Daniela Nagel (39) – Mutter von fünf Kindern, Romanautorin und Schreibcoach

ℰᴼ ℭℛ

»Ich glaube, alle Schlaftipps helfen nicht, wenn die innere Einstellung nicht dazu passt. Wenn mein Mann die Kinder ins Bett bringt, schlafen sie alle viel schneller ein und meistens auch besser durch, weil er das völlig okay findet, dass sie allein schlafen.«

Also verabschieden Sie sich von der bequemen Idee, dass Sie Ihren Partner wie einen Telefonjoker in einer Quizsendung einsetzen können, wenn Sie Ihrem Kind eines Tages eröffnen: Liebes, nachts bleibt ab jetzt die Küche zu.

3. Die leidigen Übergangsphasen – immer eine Herausforderung

Eine weitere Besonderheit im Leben mit Babys und kleinen Kindern sind die Phasen, in denen Ihr Kind sein tägliches Schlafschema umstellt, weil es im Lauf seiner Entwicklung immer weniger Schlaf benötigt.

Zuerst geht es von drei Portionen Tagschlaf auf zwei Portionen im Alter von etwa sechs bis sieben Monaten, dann von zwei Tagesschläfchen auf einen Mittagsschlaf, wenn es circa 15 Monate alt ist. Zum Schluss, etwa zwischen dem dritten und vierten Geburtstag, kommt der letzte Sprung, wenn Ihr Kind seinen Mittagsschlaf aufgibt. Da Kinder Individuen sind wie wir alle Menschen, sind diese Zeitangaben natürlich nur grobe Richtwerte.

Diese Umbruchphasen sind jedes Mal, und das sagt Ihnen vorher auch niemand so deutlich, richtig anstrengend – für Ihr Kind ebenso wie für Sie als Eltern.

Patentlösungen für diese Phasen gibt es nicht, wie so oft im Leben mit Kindern, und auch Erfahrung hilft Ihnen als Mutter dann nur bedingt weiter. Mit wachsender Kinderzahl verfügen Sie zwar über immer mehr Tricks, wie Sie Ihrem Kind die jeweilige Umstellung erleichtern können, parallel dazu erreicht der Tagesablauf einer vielköpfigen Familie aber auch eine Komplexität, die es manchmal unmöglich macht, diese Tricks dann auch anzuwenden.

Daher stelle ich Ihnen an dieser Stelle nur eine kleine, ganz persönliche Liste an Tipps und Gedanken zusammen, die meiner Erfahrung nach in diesen Umbruchphasen positiv wirken können – und solche, die eher negativ sind.

POSITIV: WAS TUT IN DIESER PHASE GUT?

- Denken Sie an das uralte Elternmantra »Es ist nur eine Phase« und behalten Sie die Hoffnung, dass auch diese anstrengende Zeit irgendwann ein Ende hat. Bis dahin sorgen Sie bitte besonders gut für sich, leisten sich leckere Schokolade, eine Maniküre, gehen extrafrüh ins Bett oder genießen ein spannendes Buch. Was auch immer Ihnen Spaß macht und Kraft schenkt.
- Sie können daraus auch gerne eine Grundregel für Ihr Leben als Mutter machen: Wann immer Sie selbst in Ihrer Familienphase besonders gefordert werden, versuchen Sie, sich gleichzeitig eine Extraportion Selbstsorge zu gönnen.

- Wecken kann helfen. Trauen Sie sich ruhig, Ihr Baby auch einmal zu wecken, wenn es so lange schläft, dass sein jeweiliger Rhythmus komplett durcheinandergeraten würde. Einige Dinge sollten Sie dabei jedoch beachten:

  1. Ihr Baby ist kerngesund und muss kein größeres Schlafdefizit ausgleichen. Kranke Kinder brauchen mehr Schlaf als gesunde, lassen Sie diese also bitte auf jeden Fall immer ungestört schlafen.

  2. Sie wecken Ihr Baby sanft. Will heißen: Sie wecken Ihr Kind nur in einer Leichtschlafphase (erkennbar an dem unruhigeren Schlafverhalten), und dann erhöhen Sie zuerst nur den Geräuschpegel und/oder die Helligkeit rund um Babys Schlafplatz. Das reicht meist schon aus, um Ihr Kind ganz langsam und behutsam wieder aus dem Schlaf zu locken. In Einzelfällen können Sie Ihr Baby natürlich auch noch leise ansprechen und streicheln, um es vorsichtig zu wecken.

  3. Wecken Sie langsam und ohne Zeitdruck. Wenn Sie also einen Termin haben oder ein Geschwisterkind vom Kindergarten abholen müssen, planen Sie für Ihr Baby genug Zeit zum Erwachen sein.

  4. Was auch gut funktioniert, weil Ihr Baby jetzt langsam alt genug ist, um solche Abläufe zu verstehen: Legen Sie nach Möglichkeit direkt hinter das Erwachen einen Programmpunkt, den Ihr Kind liebt (z. B. die nachmittägliche »Süßzeit« oder eine lustige Spieleinheit mit Mama auf dem Wickeltisch). Dann haben Sie ein Lockmittel, um Ihr Kind zu motivieren, gut gelaunt zurück in den Tag zu finden.

- Achten Sie auf Dinge, die den Schlaf Ihres Kindes fördern, und Dinge, die ihn hinauszögern. Und dann setzen Sie diese clever und bewusst ein, um den Tagesrhythmus im Lot zu halten. Jedes Kind ist da ein wenig anders, aber mittlerweile werden Sie Ihr Baby gut genug kennen, um genau sagen zu können, welche seine individuellen Schlafförderer und welche die Schlafverzögerer sind. Hier ein paar besonders beliebte Faktoren …

SCHLAFFÖRDERER:

- Auto fahren,
- im Kinderwagen fahren,
- an einem Fläschchen nuckeln oder gestillt werden,
- länger herumgetragen werden,
- vertraute Stimmen summen Lieder oder murmeln Koseworte.

SCHLAFVERZÖGERER:

- spielen (vor allem mit anderen) und auf der Babydecke krabbeln oder robben,
- etwas Spannendes beobachten (z. B. Tiere im Zoo, größere Kinder beim Spielen, eine TV-Sendung oder einen Film),
- etwas Spannendes essen,
- mit engen Bezugspersonen Spaß und Quatsch machen.

NEGATIV: WAS ERSCHWERT IHR LEBEN UND DAS IHRES KINDES IN DIESEN PHASEN?

Viele Eltern sagen: »Mein Kind soll selbst entscheiden, wann es schläft, wir funken auch bei Übergangsphasen grundsätzlich nicht dazwischen. Lieber beschäftigen wir uns im Zweifelsfall auch bis in den späten Abend hinein mit unserem Kind, wenn es tagsüber besonders lang geschlafen hat.«

Das können Sie natürlich so halten, solange Ihr Kind morgens ausschlafen kann. Dann tragen vor allem Sie selbst die Konsequenzen dieser Entscheidung: Als Eltern bleiben Sie dann auch abends dauerhaft im Stand-by-Modus, um im Fall des Falles das Kinderprogramm zu liefern. Und Sie verzichten auf die relative Gewissheit (mehr ist es ja nicht), ab einer bestimmten Uhrzeit abends auch einmal für etwas anderes als die Kinder Zeit zu haben.

Spätestens aber wenn Ihr Kind morgens zu einem festgesetzten Zeitpunkt aufstehen muss, weil es zum Beispiel zur Tagesmutter oder in die Kita gebracht wird, sollten Sie ihm helfen, seine volle Portion Nachtschlaf zu bekommen. Die braucht es dann nämlich eindeutig dringender als ein ausgedehntes Nachmittagsschläfchen am Tag zuvor.

Zusammenfassung der Tipps für alle Mütter von Babys der Altersgruppe sechs bis zehn Monate

- Wenn Sie es wollen, dann ist jetzt ein guter Zeitpunkt, nachts abzustillen. Gehen Sie dabei langsam und Schritt für Schritt vor.
- Lieb gewonnene Gewohnheiten zu ändern ist für alle Menschen, also auch Babys, mühsam und daher oft mit Gemecker verbunden. Halten Sie dieses Gemecker aus.
- Trauen Sie Ihrem Baby zu, dass es neue Abläufe lernen wird. Solange Sie Ihr Baby nachts nicht weinen lassen und ruhig an seiner Seite bleiben, wird es keinen Schaden nehmen.
- Sie kennen den Unterschied zwischen Meckern und Weinen bei Ihrem Kind nicht? Dann holen Sie nach, was Sie in den letzten Monaten versäumt haben, und studieren Sie den Sound Ihres Kindes (siehe Seite 76).

- Der Rhythmus der Tagesschläfchen Ihres Kindes stellt sich im Lauf der ersten Lebensjahre mehrmals um. Diese Übergangsphasen sind für alle Beteiligten immer wieder anstrengend. Tragen Sie dem Rechnung und schenken Sie sich eine Extraportion Selbstfürsorge in diesen Phasen.

GEHT ES IHNEN AUCH SO?
Kleine Checkliste für Mütter
mit Kindern dieser Altersklasse

- Genießen Sie es jetzt manchmal, Ihr Baby durch das Stillen oder die Milchflasche so wunderbar leicht in den Schlaf zu locken – und schieben sie deshalb das leidige Thema »Nachts abstillen« noch etwas vor sich her?
- Sind Sie andererseits durch das nächtliche Füttern nunmehr so erschöpft, dass Sie sich fast jede Nacht vornehmen: »Jetzt müssen wir das Abstillen aber wirklich angehen!«
- Können Sie nach einem nächtlichen Einsatz oft nicht mehr einschlafen und liegen Sie dann länger wach, obwohl alle anderen um Sie herum friedlich schlummern?
- Scheinen die Babys der anderen Mütter in Ihrem Umfeld bereits fast alle »die ganze Nacht« problemlos durchzuschlafen, nur Ihres nicht?
- Geraten Sie in Panik, wenn Ihr Kind einige Nächte in Folge scheinbar immer öfter aufwacht? Befürchten Sie dann, dass sich das Schlafverhalten Ihres Kindes zurückentwickelt und Sie vermutlich niemals in Ihrem Leben wieder länger als 90 Minuten am Stück schlafen werden?
- Haben Sie manchmal eine Stinkwut auf Ihren Partner, weil der tief und fest neben Ihnen schläft und Sie wieder zu wenig Schlaf bekommen?

Wenn mindestens zwei der oben genannten Aspekte auf Ihr derzeitiges Leben zutreffen – Bingo! Dann geht es Ihnen wie vielen Müttern von Kindern, die mindestens ein halbes Jahr alt sind.

Empfehlenswerte Literatur speziell zu den in diesem Teil angesprochenen Themen

Vicki Iovine: *Du wirst das Kind schon schaukeln*, Stuttgart 2013

Christine Rankl: *Endlich durchschlafen. Schlafprobleme verstehen und lösen*, Ostfildern 2012

Elizabeth Pantley: *Schlafen statt Schreien. Das liebevolle Einschlafbuch*, Stuttgart 2009

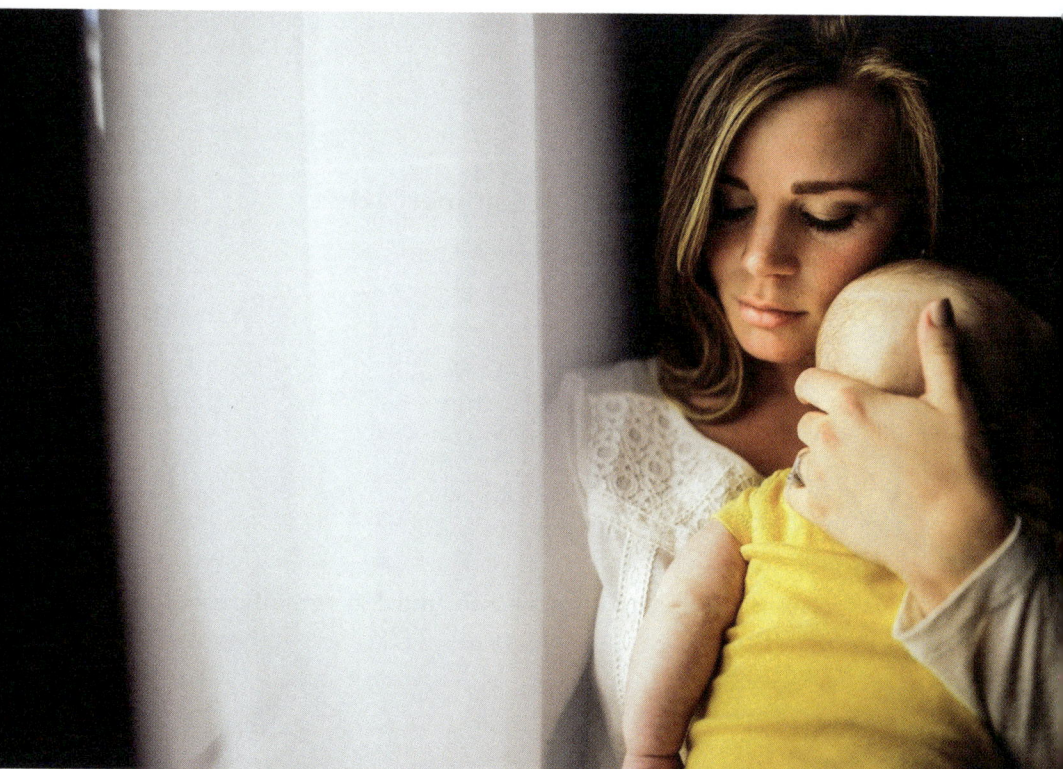

Etwa nach sechs Monaten Babyalltag gehen die Kraftreserven der meisten Mütter langsam zur Neige – sie werden immer müder.

Zwei Tipps für Fortgeschrittene: Nachts abstillen

Wie Sie Ihr Kind bei dem Prozess unterstützen können, nachts Schritt für Schritt ohne Nahrung auszukommen und so hoffentlich auch längere Schlafperioden ohne Ihre Hilfe zu meistern, habe ich oben bereits beschrieben.

Jetzt folgen noch ein paar Hinweise, wie Sie auch äußere Umstände bei diesem Prozess unterstützen können. Diese Tipps sind eher etwas für Fortgeschrittene. Für Mütter mit mehreren Kindern, die bereits über eine stabile, aus Erfahrung gespeiste Intuition verfügen und die ihr Kind als robust und nervenstark beschreiben würden. Überlegen Sie also vorher gut, ob Sie sich und Ihrem Kind zutrauen, diese Tipps umzusetzen.

1. Tipp: Nutzen Sie heiße Sommernächte

Wenn Ihr Kind in den Sommermonaten zwischen acht und elf Monate alt ist, können Sie besonders schwüle Sommernächte dazu nutzen, Ihrem Kind Wasser statt Muttermilch oder Milchfläschchen anzubieten. Genau wie ältere Kinder und Erwachsene haben auch größere Babys im Hochsommer oft nur wenig Appetit, dafür jedoch vermehrt Durst.

Diesen Umstand können Sie sich zunutze machen: Mit etwas Glück nimmt Ihr Baby das Wasser im Fläschchen gerne an, schläft nuckelnd wieder ein, »vergisst« seinen Hunger, und schon ist der erste Schritt geschafft. Wenn Sie zwei, drei Nächte auf diese Weise überbrückt haben, hat Ihr Kind seinen Stoffwechsel erfolgreich auf »Tagesbetrieb« umgestellt und erwartet nachts dann auch wirklich keine Nahrung mehr.

2. Tipp: Nutzen Sie kleine, harmlose Infekte

Den gleichen appetitzügelnden und durstfördernden Effekt haben die ersten kleineren Infekte, mit denen sich Ihr Baby ab dem zweiten Lebenshalbjahr vermehrt auseinandersetzen muss. Es mag Sie auf den ersten Blick erschrecken, wenn ich Ihnen vorschlage, genau in so einer Situation damit zu beginnen, Ihrem erwachten Kind nachts einfach nur Wasser anzubieten. Schließlich ist Ihr Kind krank und benötigt viel mehr Pflege, Fürsorge und Aufmerksamkeit als sonst – welche Sie ihm bitte auch geben! Doch kann es tatsächlich besonders schonend sein, das nächtliche Entwöhnen quasi nebenbei in so einer »Ausnahmesituation« anzustoßen, wenn Ihr Baby sowieso eher eine Extraportion Flüssigkeit und Zuwendung braucht als zusätzliche Kalorien.

Ich selbst bin auf diesen Trick eher zufällig gekommen: Mein Jüngster hatte im Alter von etwa acht Monaten eine kleinere fiebrige Magen-Darm-Grippe zu überstehen. Die Sache war unangenehm, aber grundsätzlich harmlos. Der Kinderarzt schickte uns mit der Weisung »genug trinken und Flüssigkeitshaushalt beobachten, ansonsten Schonkost und möglichst keine Milchprodukte« nach Hause.

Mein Kleiner mochte in dieser Situation sowieso kaum etwas essen, und so bot ich ihm in der darauffolgenden ersten Nacht einfach nur mehrfach Wasser an. Dieses Wasser nahm er sehr gerne an, schlief danach jedes Mal wieder problemlos ein und schien sonst nichts zu vermissen.

Das Ganze hielten wir auch in der zweiten Nacht so, als Söhnchen zwar auf dem Weg der Besserung, aber noch nicht ganz wiederhergestellt war. Dann kam Nacht Nummer drei – mein Sohn war jetzt offiziell wieder »gesund« –, und ich entschied relativ spontan, einmal zu testen, ob er sich auch weiterhin mit Wasser statt Milch zufriedengäbe.

Siehe da: Für den Kleinen war das völlig in Ordnung. Und damit nicht genug, eine Nacht später weckte er mich sogar erst kurz vor der »offiziellen« Aufstehzeit um sechs Uhr morgens, seinen bis dahin üblichen Nachtsnack zwischen ein und zwei Uhr hatte er komplett verschlafen. Und so ist es geblieben. Ab dieser Zeit schlief er problemlos durch bis in die frühen Morgenstunden.

Achtung: Bevor Sie diesen Tipp ausprobieren, klären Sie bitte unbedingt mit Ihrem Kinderarzt, ob Ihr Kind wirklich nur einen kleinen Infekt hat! Außerdem muss Ihr Kind grundsätzlich gesund und altersgerecht entwickelt sein.

»Wer sagt:
›Ich habe geschlafen wie ein Baby‹
… hatte wohl noch nie ein Baby!«

GAD ELMALEH,
französischer Comedian und Expartner
von CHARLOTTE CASIRAGHI, über die Nachtschichten
als Vater der gemeinsamen Tochter (2013 geboren)

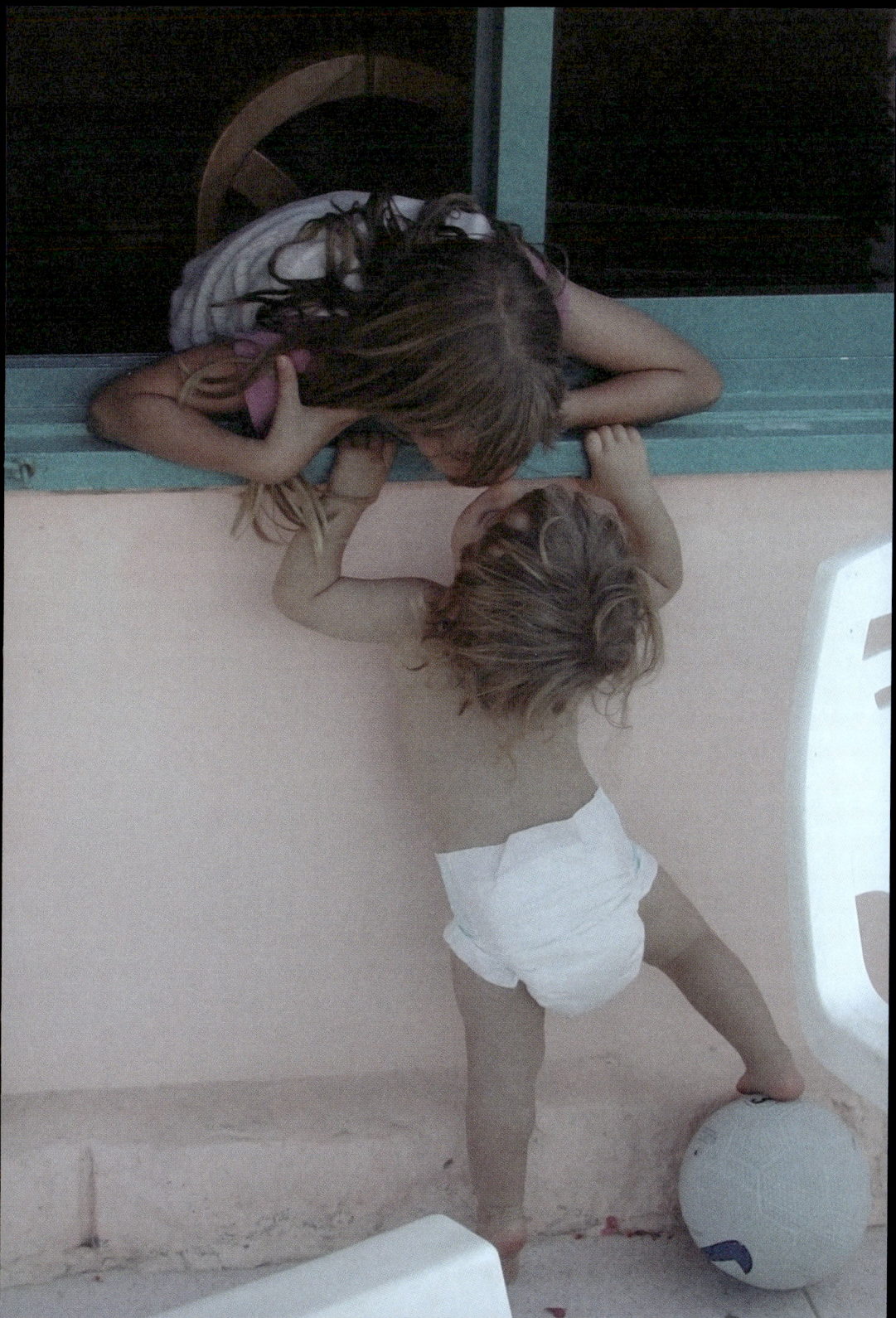

TEIL 4:

LEBENSMONATE 10–18: THE LION SLEEPS TONIGHT

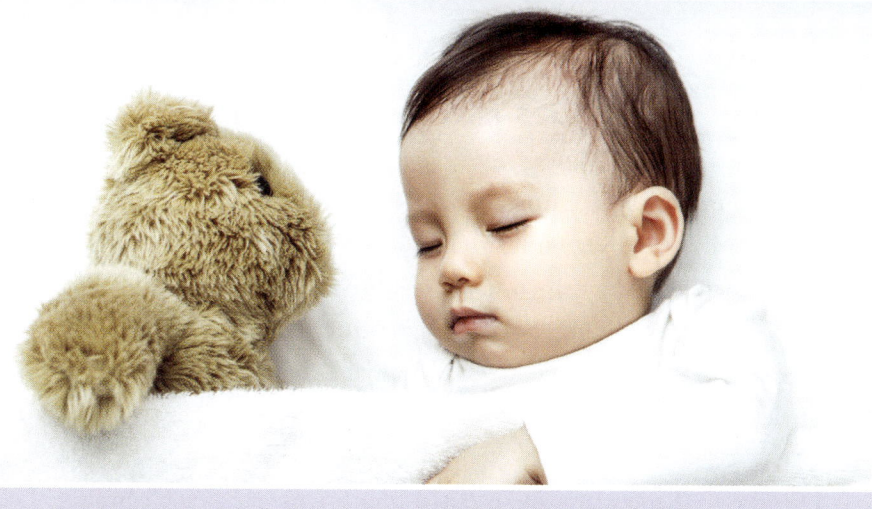

SCHON FAST GESCHAFFT.
WIE MAMA JETZT ABENDS
PÜNKTLICH FEIERABEND
MACHEN KANN

Das ist die Situation

Zu Beginn dieses Zeitraums haben Sie noch ein Krabbelkind, zum Ende hin wird Ihr Kind vermutlich schon auf zwei Beinen umherwackeln, und dazwischen feiern Sie seinen ersten Geburtstag. Für viele Kinder startet jetzt auch die Eingewöhnung bei der Tagesmutter oder in einer Kita. Das erste Jahr – es ist geschafft! Nie mehr in seinem Leben wird Ihr Kind so schnell so viele Entwicklungsschritte absolvieren wie in den ersten zwölf Monaten.

Dieses erste Lebensjahr, diese ersten 365 Nächte sind eine gewaltige Leistung für alle Beteiligten und darum können Sie gemeinsam mit Ihrem Kind stolz und glücklich auf das bisher Geleistete zurückblicken und tüchtig feiern. Und weil Ihr Kind langsam seinen Blick immer mehr hin zur Außenwelt und zu den anderen Bezugspersonen öffnet, können Sie sich als Mutter jetzt beruhigt auch einmal zurücklehnen und durchatmen. Die symbiotischen ersten Monate mit Ihrem Baby sind endgültig Geschichte.

Auch in Sachen Schlaf wird Ihr Kind im Normalfall immer weniger Hilfe von Ihnen benötigen. Um den ersten Geburtstag herum beginnt meist die große Zeit der Übergangsobjekte – der Schmuseteddys, Schnuffeltücher und Plüschhasen – als ständige Begleiter für alle Lebenslagen.

Allerdings werden Sie und Ihr Kind jetzt zunehmend mit Infekten zu kämpfen haben, die natürlich auch Ihre Nächte überschatten. Diese Krankheitswellen begleiten Sie und Ihr Kind noch bis ins frühe Schulalter hinein und werden gerade in den Wintermonaten in einer Frequenz auf Sie einprasseln, dass Ihnen der oben erwähnte Normalfall oft nur noch wie eine ferne Fata Morgana erscheint.

In Summe schläft Ihr Kind nun etwa 13 bis 13,5 Stunden pro Tag. Davon verteilen sich etwa elf Stunden auf den Nachtschlaf und zwei bis zweieinhalb Stunden auf die beiden Tagesschläfchen.

Am Tag (sieben bis 20 Uhr) wird Ihr Kind jetzt im Schnitt vier bis fünf Stunden am Stück wach sein, ehe es eines seiner zwei Tagesschläfchen hält. Den Wechsel von zwei kurzen Tagesschläfchen auf einen Mittagsschlaf meistert es sicher oft erst ab dem 15. Monat. Das erste Tagesschläfchen ist bereits in den frühen Mittag (etwa elf bis zwölf Uhr) gewandert, um etwa 16 Uhr kommt dazu noch ein kleiner »Powernap« von 15 bis 20 Minuten, der nicht zu lange dauern sollte (bitte dann sanft wecken) und der Ihrem Kind Kraft gibt für die Zeit bis zum Bettgehen.

In der Nacht (20 bis sieben Uhr) kann es jetzt schon ab und zu richtig ruhig werden – vorausgesetzt, kein Infekt oder Zahn stört den Nachtschlaf Ihres Kindes.

Ausgewiesene Schlaftalente schaffen immer öfter schon eine ganze Nacht ohne »Boxenstopp« bei Mami. Dabei schmusen sie gerne mit ihrem Teddy oder Hasen, und diese Plüschfreunde dürfen ab dem ersten Geburtstag dann auch endlich dauerhaft mit ins Bett. Wenn Sie Ihrem Kind schon einige Wochen vorher das Kuscheltier ins Bett mitgeben wollen, klären Sie das bitte mit Ihrem Kinderarzt ab.

Andere Kleinkinder halten an ihrem einmaligen nächtlichen Auftanken bei Mama noch länger fest – immerhin dann meist schon ohne Milchmahlzeit, nur mit einem Schluck Wasser und einer kurzen Streicheleinheit. Seitdem Ihr Kind abgestillt ist, kann selbstverständlich auch der Papa nachts aufstehen, wenn Ihr Kind ruft.

Bei einem Einsatz pro Nacht wird wohl auch der gefragteste männliche Weltretter am nächsten Tag noch fit genug für die Erwerbsarbeit sein. Ein Einsatz zudem, der meist in etwa so viel Aufwand macht wie ein nächtlicher Toilettengang.

Viele Kinder nehmen jetzt zum Einschlafen auch gerne noch einen Schnuller oder ein Wasserfläschchen mit ins Bett. Wenn sie trotz dieser Angewohnheit nachts gut schlafen, ist dagegen auch gar nichts einzuwenden. Als eine von mehreren gleichberechtigten Beruhigungsoptionen kann das Nuckeln Ihrem Kind durchaus gute Dienste leisten.

Wie weit auch immer Ihr Kind im Detail ist, Sie selbst können mit dem Ende des ersten Lebensjahres Ihres Kindes auf eine erfolgreich gemeisterte Babyzeit zurückblicken und jetzt langsam zunehmend mütterfreundliche Routinen in Ihrer Familie etablieren. Jetzt sind Sie einmal wieder dran! Das kann Folgendes heißen (bitte ergänzen Sie diese Liste gerne durch weitere individuelle Wünsche):

Mütterfreundlich heißt:

- Alle Rituale rund ums Schlafen sind einfach in der Struktur, funktionieren ortsunabhängig und lassen sich problemlos delegieren: an Papa, an die Großeltern, an Babysitter, Tagesmutter oder Erzieherin. Wenn zum bisherigen Abendritual Ihres Kindes zwingend das gemeinsame Baden mit Mama gehörte, sollte Sie also in Ihrem eigenen Interesse eine Vereinfachung des Rituals anstreben. Und das bedeutet auch, dass in der Regel nicht Ihr Kind bestimmt, wer von den anwesenden Bezugspersonen das Zubettgeh-Ritual mit ihm macht (»Nur Mama!«), sondern dass es ab jetzt lernen kann, zum Beispiel von Papa oder Oma ins Bett gebracht zu werden. Und dass Mama vielleicht nachher noch auf einen Gutenachtkuss vorbeischaut.

- Mit Beginn der offiziellen Schlafenszeit (19:30 Uhr, 20 Uhr oder wann immer Sie und Ihre Familie das definieren) hat Mama Feierabend. Grundsätzlich. Wenn Sie einen fähigen Vater an Ihrer Seite haben, schicken Sie ab dieser Uhrzeit ihn zum Kind und ziehen sich möglichst raus aus der Verantwortlichkeit.

Wenn Sie alleinerziehend sind, wird es sicher schwieriger, diesen »Feierabend« immer durchzusetzen. Es wird Ihnen aber für die nötige Ruhe und Sicherheit Ihren Kindern gegenüber sehr helfen, wenn Sie sich selbst das Recht geben, ab 20 Uhr die eigene Entspannung in den Fokus zu stellen. Kinder spüren recht schnell, wenn sich Eltern einer Sache sicher sind, und sie werden über kurz oder lang akzeptieren, dass Mama nicht rund um die Uhr das volle Verwöhnprogramm liefert.

Sie können davon ausgehen, dass die Kinder auf Mamas Feierabend erst einmal mit Protest reagieren. Das ist von ihrer Warte aus gesehen auch absolut verständlich!

Rechnen Sie auf der Kinderseite also mit einem Maximum an Fantasie im Ausdenken von Schlafverzögerungstaktiken. Kalkulieren Sie auch Gemaule seitens des Mannes ein, der sich möglicherweise gegen diese Einsätze zur besten Fernsehzeit wehren will. Ja, stellen Sie sich auf all diese Widerstände ein – und halten Sie dagegen. Freundlich im Ton, hart in der Sache. Sie waren während der vergangenen Babyzeit im Dauereinsatz und haben sich diese kleinen Auszeiten redlich verdient.

Claudia (39) – Expertin im Bereich Rechnungswesen und vierfache Mutter (Töchter und Söhne im Alter zwischen einem und acht Jahren)

ℰ ℛ

»Hier kommt mein Tipp: Wählt den richtigen Partner! Denn ohne den Papa wäre es bei uns nicht gegangen. Ich hätte auch nicht vier Kinder bekommen, wenn mein Mann nicht so viel Verantwortung übernehmen würde. Ich mag das unter Müttern oft gar nicht laut sagen, wie oft er auch nachts aufsteht, weil ich weiß, wie selten das ist.«

- Delegieren Sie noch weiter: Vereinbaren Sie zum Beispiel mit Ihrem Partner, sich beim Kind(er)-ins-Bett-Bringen abzuwechseln. Am besten nach einer festen Regel, sodass alle Familienmitglieder wissen, woran sie sind. Beispiel: Sie selbst absolvieren die Abendroutine unter der Woche, Ihr Mann am Wochenende oder umgekehrt. Ebenso können Sie sich auch bei der Mittagsschlafroutine abwechseln, wenn Sie am Wochenende beide zu Hause sind. All das stärkt zudem die Vater-Kind-Bindung. Spätestens, wenn Sie ein Geschwisterkind erwarten, wird Ihre ganze Familie davon profitieren, dass nicht alle Belange zwingend um das Epizentrum Mama kreisen. Hier ein paar Praxistipps für diese Altersgruppe:

1. »Wunder-Wander-Matratze« statt Elternbett

Erinnern Sie sich an das maßgeschneiderte Matratzenlager im Babyzimmer aus dem ersten Teil des Buchs? Auch jenseits der Neugeborenenzeit kann Ihnen diese mobil einsetzbare Lagerstatt sehr gute Dienste leisten.

Wenn nämlich Ihr Kind krank ist, zahnt oder aus anderen Gründen Ihre besondere Zuwendung braucht, können Sie sich mit dieser Wunder-Wander-Matratze schnell direkt neben das Bett Ihres Kindes legen. Mama schläft dann eine Zeit lang direkt nebenan.

Ähnlich gut kann auch ein besonders dicker, flauschiger Teppich vor dem Kinderbett funktionieren, auf dem Mama oder Papa schon mal eine halbe oder ganze Nacht campieren können, ohne sich ihre alten Knochen zu verrenken.

Wenn die Wandermatratze eher breit und kurz als lang und schmal ist (wir haben in der Familie beste Erfahrungen mit einem Schaumstoffelement im Format 100 x 140 cm gemacht), bietet sie den zusätzlichen Vorteil, dass notfalls auch das kranke oder zahnende Kind gleich mit auf die weiche Unterlage passt, wenn in der Nacht besonders intensive Schmuse-Einsätze nötig sind.

Hinter diesem Arrangement steht der Grundgedanke, dass während Notzeiten lieber die Mama zum Kind wandert als das Kind zur Mama. Denn das hat gleich mehrere Vorteile:

- Das Kinderbett bleibt aus der Sicht des Kindes auch in Sondersituationen der Hauptschlafplatz. Und dieser erhält sogar noch eine Aufwertung, wenn Mama oder Papa sich im Ernstfall dazulegt.
- Oft ist es nicht eine komplette Nacht, sondern nur punktuell nötig, direkt neben seinem Kind zu schlafen. Dann kann man sich als Mutter oder Vater gezielt für diese Zeiten zum Kind legen (beispielsweise vom elterlichen Ins-Bett-Gehen um circa 23 Uhr abends bis frühmorgens um sechs Uhr oder erst später in der Nacht, quasi auf Zuruf), und das Elternzimmer kann trotzdem noch benutzt werden.

- Wenn Sie mehrere Kinder haben, werden Sie mit Sicherheit auch mal zu verschiedenen Einsätzen in der gleichen Nacht gerufen (Kinder stecken sich oft gegenseitig an, oder Sie haben ein Kind, das gerade nachts trocken wird, und dazu noch ein Neugeborenes zu versorgen). Dann ist es zum Beispiel viel einfacher, von einer Wandermatratze weg hinüber zum nächsten Kind zu huschen, als sich möglichst unbemerkt unter einem kleinen Bettgenossen im eigenen Elternbett hervorzuwühlen.

2. Das Kinderbett – ein schöner Ort!

Achten Sie darauf, dass das eigene Bett für Ihr Kind ein Ort wird, den es mit möglichst positiven Gefühlen verbindet. Das Bettchen sollte gemütlich sein, mit kuschliger Bettwäsche und voller Dinge, die Ihrem Kind etwas bedeuten. Lassen Sie Ihrem Kind bei der Gestaltung seiner Schlafumgebung so viele Freiheiten, wie Sie verantworten können. Vermeiden Sie lediglich ein Zuviel an Reizen (Mobile inklusive Spieluhr, Utensilo mit Spielelementen o. ä.), schließlich soll sich Ihr Kind im Bett auf sich selbst besinnen und entspannen können.

Ebenfalls wichtig ist, dass Sie die Bettzeit immer optimal an das altersgemäße und individuelle Schlafbedürfnis Ihres Kindes anpassen.

Pressen Sie Ihr Kind nicht in zu starre Zeitpläne, es soll nur dann Zeit im Bett verbringen, wenn es auch wirklich müde ist. Eine weitere Sache geht natürlich auch nicht: dem Kind als Erziehungsmittel mit dem Bett als Straflager drohen. Damit verspielen Sie auf Dauer alle Chancen, dass Ihr Kind gerne Zeit im Bett verbringt.

Was nach meiner persönlichen Erfahrung auch einen positiven Effekt hat, ist das gute, alte elterliche Vorbild. Lieben Sie selbst Ihr Bett? Dann zeigen Sie das auch und erzählen Sie Ihrem Kind davon! Erzählen Sie ihm von besonders schönen Träumen, beschreiben Sie Ihre Gefühle, wenn Sie wohlig müde ins Bett fallen, wie sich Ihre liebste Bettwäsche anfühlt, warum Ausschlafen so wunderbar sein kann und all die anderen kleinen Details, die Ihr Leben als Schläferin schön machen.

Wenn Sie noch eigene Kuscheltiere aus Ihrer Kindheit besitzen, zeigen Sie sie Ihrem Kind und lassen Sie sie eine Zeit lang ebenfalls mal wieder auf Ihrem Bettrand kampieren. Kleine Kinder lieben so etwas und lassen sich von Mamas und Papas Verhalten gerne inspirieren.

Das Prinzip »Mama first«

Therapeuten stellen zwanghaften Perfektionisten manchmal die paradoxe Aufgabe, in ihrem Alltag ganz bewusst kleine »Fehler« einzubauen (z. B. extra mit verschiedenfarbigen Socken ins Büro zu gehen). Damit wollen sie ihnen vor Augen führen, dass nicht jeder kleine Fehler eine Katastrophe nach sich zieht, und langfristig ihre Fehlertoleranz stärken.

Etwas Ähnliches hatte ich im Kopf, als ich vor ein paar Jahren einen Selbstversuch wagte, der konträr zur allseits geforderten mütterlichen Selbstlosigkeit stand.

Auf die Idee kam ich nach einer besonders üblen Nacht (wann auch sonst?!), in der ich nacheinander von jedem meiner drei Kinder und dann noch dem Hund wegen einer Lappalie geweckt worden war (so etwas wie »Hasi ist aus dem Bett gefallen«). Ich war restlos bedient. An diesem Morgen stiefelte ich wie ein Feldwebel durchs Haus, ballte im Geiste die Fäuste und entschied: Schluss mit der Selbstaufgabe – jetzt ist Mama dran!

Ich beschloss, eine ganze Woche mindestens zweimal am Tag bei Kleinigkeiten ganz bewusst egoistisch zu handeln, also quasi therapeutisch immer erst einmal an mich zu denken. Und das als Mutter von drei kleinen Kindern im Alter von damals einem, drei und vier Jahren. Ich erzählte niemandem von meinem Experiment und gab ihm im Stillen den Titel »Mama first«. Eine ganze Woche tat ich dann eine Menge Dinge, die ganz und gar nicht selbstlos waren.

- Ich gönnte mir zur nachmittäglichen »Süßzeit« der Familie eine Praline, und zwar bevor ich den Kindern etwas gab.
- Ich sagte zu den Kindern: »Nein! Das ist meins!«, wenn sie beim Abendessen etwas von meinem Teller mopsen wollten.
- Ich beendete meine morgendliche Badroutine inklusive Schminken ganz in Ruhe, bevor ich mich der vollen Windel meines Jüngsten widmete.
- Wenn ich Auto fuhr, lief dort ab sofort keine Kindermusik mehr, nur noch mein Lieblings-Radiosender.
- Ein Haarschnitt für mich besaß eine höhere Priorität als ein Haarschnitt für eins meiner Kinder.
- Ich plünderte heimlich hinter der Kühlschranktür die für die Kinder reservierte Fleischwurst.
- Verteilten die Kinder besonders leckere Süßigkeiten, die sie von Dritten geschenkt bekommen hatten, nahm ich einen mir angebotenen Anteil dankend entgegen und verkniff mir den Satz: »Nein, nein, Mama will euch nichts wegessen.«
- Ich holte die Kinder eine halbe Stunde später vom Kindergarten ab, weil ich mir in der Buchhandlung noch ein bestimmtes Buch in Ruhe ansehen wollte.

- Ich trank meinen Kaffee mindestens einmal am Tag ganz in Ruhe und solange er noch heiß war. Egal, ob gerade wieder einmal »Maamaaaaa!« verlangt wurde.
- Bevor ich im Kaufhaus in die Abteilung mit den Kindersachen ging, stöberte ich zuerst durch die Damenabteilung.

Und? Ist die Welt untergegangen? Haben meine Kinder einen Knacks fürs Leben bekommen? Bin ich in dem Teil der Hölle gelandet, der exklusiv für deutsche Rabenmütter reserviert ist?

Nein, gar nichts dieser Art ist passiert, im Gegenteil. Ich selbst war auf einmal viel ausgeglichener – und das nur, weil ich es geschafft hatte, auch im Kleinen mehr auf meine Bedürfnisse zu achten. Und wer hätte es gedacht, die Kinder fanden meine Verwandlung in eine bockige Nein-ist-meins-Sagerin überhaupt nicht tragisch, sondern haben ganz fix und unbekümmert akzeptiert, dass mit Mama eben nicht mehr alles läuft. Dafür finden sie mich jetzt viel lustiger, haben sie gesagt. Ich denke auch, dass ich meinen Kindern ein besseres Vorbild in Sachen Selbstwertgefühl und Wahrung der eigenen Grenzen geworden bin.

Und weil dieses Experiment uns allen so viel Positives gebracht hat (z. B. mehr gute Schokolade und weniger Reste essen), ist das Prinzip »Mama first« inzwischen zu einem festen Bestandteil meines Lebens geworden.

Achtung! Das heißt natürlich nicht, dass ich nicht in zahllosen Momenten und Situationen im Familienalltag ganz selbstverständlich meine eigenen Bedürfnisse und Interessen hintanstelle, schließlich nehme ich meine Verantwortung als Mutter ernst und liebe meine Kinder über alles. Aber ich weiß jetzt, dass eine kleine Praline, die ich mir selbst nehme, bevor ich die Schachtel herumreiche, mich daran erinnert, auch im stressigen Familienalltag gut auf meine Kräfte zu achten.

3. Ihr Kind wird in die Kita gehen? Dann sorgen Sie für einen guten Übergang

Nicht jede Mutter kann sich dafür entscheiden, Ihr Kind länger als ein Jahr zu Hause zu betreuen. Auch wenn das wünschenswert wäre, da die meisten Kinder mit 12 bis 13 Monaten entwicklungsbedingt in einer Phase sind, in der die Bindung an ihre Hauptbezugsperson (und das ist ja in der Regel die Mutter) noch stark ist und sich oft nur unter Schmerzen – übrigens für Kind und Mutter – für einige Stunden am Tag lösen lässt. Zudem haben selbst die besten Kitas in Sachen Schlaf schon allein aus Organisationsgründen eher gruppenorientierte Zeitpläne, daher können sie den in dieser Altersklasse noch individueller ausgeprägten Schlafmustern der Kleinstkinder und Babys nicht immer entsprechen. Der Kita-Start zum ersten Geburtstag fällt bei den meisten Kleinkindern mitten in eine sowieso fordernde Übergangsphase, in der die meisten eben noch nicht mit einem einzigen Mittagsschlaf nach dem Mittagessen auskommen.

Mit etwa anderthalb Jahren, wenn die meisten Kleinkinder stabil mit einem Mittagsschlaf auskommen, ist die Passung an den Kita-Alltag schon sehr viel besser, zudem orientieren sich die Kleinen ab diesem Alter oft auch schon mehr von der Mutter weg hin zur Welt und zu anderen Kindern.

Was viele Erwachsene und junge Eltern auch gerne ausblenden: Die Kita und der Kindergarten sind für Kinder aller Altersgruppen bis hin zur Einschulung grundsätzlich »harte Arbeit«. Die Flut an Reizen durch die vielen anderen Kinder, die unterschiedlichen Erzieher, den Geräuschpegel, die sozialen Interaktionen von Spielen bis Streiten, ja, auch durch die vielen positiven Erlebnisse bei Festen, Ausflügen und Sonderaktionen – all das schlaucht Ihr Kind mächtig und sorgt dafür, dass es im Kindergarten sehr viel schneller ermüdet als zu Hause. Hören Sie sich unter erfahrenen Mehrfachmüttern oder Erzieherinnen um, diese werden es Ihnen bestätigen. Wenn also beispielsweise Ihr 14-monatiges Kind im ruhigen Familienalltag zu Hause bereits bis zum Mittag wach bleibt und dann nur noch einen Schlaf benötigt, kann es in der Kita trotzdem noch für mehrere Monate große Probleme haben, länger als bis zum späten Vormittag wach zu bleiben.

Teresa (32) – Erzieherin, Leiterin der Krippengruppe in einer Kindertagesstätte und Mutter einer einjährigen Tochter

ᕕᕗ ᕗᕖ

»In der Kita lassen wir uns bei der Eingewöhnung von den Eltern ein getragenes T-Shirt der Mama mitgeben. Der vertraute Geruch beruhigt die meisten Kinder. Aber es sollte etwas Einfaches, Robustes sein – aus Baumwolle oder so. Auch etwas, was man leicht ersetzen kann. Ich hatte einmal ein Kind in der Gruppe, das hatte Mamas teures Seidentuch lieb gewonnen und daher mitbekommen – und dieses Tuch löste sich dann im Lauf der Monate nach und nach in Fetzen auf.«

Wenn Sie aber nun mal in der Situation sind, Ihr Kind ab Tag X in eine Kita eingewöhnen zu müssen, bereiten Sie den Wechsel gut und vor allem rechtzeitig vor. Das heißt im Einzelnen:

- Erkundigen Sie sich im Vorfeld, wie die Schlafsituation und die Routinen in der jeweiligen Einrichtung sind, und gewöhnen Sie Ihr Kind beim Tagesschlaf langsam und Schritt für Schritt an ähnliche Routinen. Wenn Ihr Kind also bisher nur mit Ihrer Hilfe auf dem Arm oder im Familienbett einschlafen konnte, sollten Sie Ihrem Kind zuliebe spätestens jetzt üben, allein einzuschlafen.
- Wenn Sie noch ein wenig Zeit investieren, um Ihrem Kind ein zweites Übergangsobjekt schmackhaft zu machen, können Sie diese »Zweitbesetzung« dann auch gut in die Kita miteinziehen lassen.
- Versuchen Sie ansonsten, mit den Erzieherinnen vor Ort eine Schlaflösung zu vereinbaren, die sowohl die Bedürfnisse Ihres Kindes wie auch die Anforderungen des Kita-Alltags berücksichtigt.

Und wenn dann alles geklärt, vorbereitet und zu Ihrer Zufriedenheit geregelt ist? Dann vertrauen Sie auf die Fähigkeiten Ihres Kindes, auf die Fürsorge der Erzieherinnen und den Herdeneffekt, der auch bei kleinen Kindern funktioniert, und lassen Sie innerlich los. Der Tagschlaf ist ab sofort nicht mehr Ihre Verantwortung.

4. Ihr Kind bekommt ein Geschwisterchen? Bereiten Sie es vor!

Was für die Eingewöhnung in die Kita gilt, ist für die Vorbereitung auf ein kleineres Geschwisterkind natürlich umso wichtiger. Bereiten Sie Ihr erstes Kind vor! Machen Sie ihm die viel beschworene »Entthronung« nicht noch schwerer, als sie sowieso schon ist. Wobei ich allen Eltern, die sich sorgen, ob sie ihrem Kind ein Geschwisterchen »zumuten« können, immer vehement zurufen möchte: Ja, selbstverständlich! Geschwister sind das größte und nachhaltigste Geschenk, das Sie Ihrem Erstgeborenen machen können!

Gerade in der heutigen Zeit, in der jede zweite Ehe geschieden wird und die sozialen Netze generell dünner werden, bleiben Brüder und Schwestern oft die größte Konstante im Leben. Eine lebenslange sehr intensive Beziehung. Und damit diese Beziehung einen möglichst guten Start hat (immerhin darauf haben Sie als Eltern schon noch Einfluss), achten Sie von Anfang an darauf, dass der Frieden unter den Geschwistern nicht unnötig erschwert wird.

Wenn Sie nicht alle Kinder gleichzeitig im Elternbett schlafen lassen wollen, sondern nur das jeweils jüngste, dann seien Sie bitte so fair und gewöhnen Sie das zukünftige große Geschwisterkind schon Monate vor der Geburt des neuen Babys an das Schlafen im eigenen Bett bzw. im eigenen Kinderzimmer.

Gehen Sie auch dabei schrittweise vor: Starten Sie beispielsweise, indem Sie zusammen mit Ihrem Kind mithilfe der Wunder-Wander-Matratze für ein paar Nächte ins Kinderzimmer umziehen. In einem nächsten Schritt legen Sie sich nur noch zum Einschlafen eine Weile auf die Matratze neben das Kinderbett. Wenn das wiederum gut klappt, kommt die Matratze weg, und Sie setzen sich zum Einschlafen auf einen Stuhl neben das Bett. Mit diesem Stuhl rücken Sie dann im Lauf einiger Tage langsam Richtung Zimmertür, zum Schluss stehen Sie nur noch eine Weile ruhig an der Tür und so weiter und so fort. Sie haben das System jetzt sicher verstanden.

Idealerweise hat Ihr älteres Kind bereits komplett vergessen, wie es selbst als Baby im Elternschlafzimmer geschlafen hat, wenn das Geschwisterkind auf die Welt kommt.

Machen Sie sich keine Illusionen: Schon mit nur zwei Kindern gleichzeitig im Haus werden Sie Ihrem bisherigen Qualitätsanspruch in Sachen Fürsorge und Erziehung kaum mehr gerecht werden können. Hatten Sie beim ersten Kind noch Zeit für hochkomplexe Prozesse wie Schlafen, Essen, Rausgehen etc., die mit maximaler Liebe zum Detail und einem großen Zeitbudget umgesetzt wurden, muss es jetzt meist pragmatisch und schnell gehen. Und das ist auch gut so, für Kinder ist fröhliches Mittelmaß sowieso besser als verkrampfte Perfektion. Das gilt auch fürs Schlafen, vereinfachen Sie daher Ihre Routinen rechtzeitig. Machen Sie sich das Leben und Schlafen mit Ihrem älteren Kind möglichst leicht! Denn schon bald kommt das nächste Neugeborene in Ihren Haushalt und fordert Sie zu Recht wieder 24 Stunden am Tag.

Zusammenfassung der Tipps für alle Mütter von Babys und Kleinkindern der Altersgruppe zehn bis 18 Monate

- Gestalten Sie Ihren Alltag ab jetzt mütterfreundlicher: Delegieren Sie Aufgaben, achten Sie auf einen halbwegs geregelten Feierabend, geben Sie Verantwortung ab. Ihr Baby wird langsam zum Kleinkind.
- Falls nötig, bereiten Sie Ihr Kind gut auf die Abläufe in der Kita vor.
- Bereiten Sie Ihr Kind auf Änderungen im Familienalltag vor, wenn Sie weiteren Nachwuchs erwarten.
- Das Bett Ihres Kindes sollte ein schöner, gemütlicher, positiv besetzter Ort sein. Achten Sie darauf, das er genau das für Ihr Kind auch bleibt.
- Schaffen Sie sich eine Wander-Matratze an. Sie wird Ihnen viele Jahre gute Dienste leisten.
- Wagen Sie es und testen Sie das Prinzip »Mama first«. Es lohnt sich.

GEHT ES IHNEN AUCH SO?
Kleine Checkliste für Mütter mit Kindern dieser Altersklasse

- Bemerken Sie immer deutlicher, dass Ihr Kleines langsam richtig groß wird und sich vom Baby zum Kleinkind entwickelt?
- Fühlen Sie sich jetzt langsam als Mama wohl und sicher, sind Sie in Ihrer Rolle angekommen?
- Genießen Sie es zunehmend, Ihr Kind auch einmal von Ihrem Partner beruhigen und/oder ins Bett bringen zu lassen? Klappt der Babyalltag immer besser?

- Falls Sie ein weiteres Kind erwarten, machen Sie sich Sorgen, wie Sie allen Kindern nachts gerecht werden?
- Haben Sie vielleicht schon mal ein erstes »freies« Wochenende genießen und ungestört herrliche acht Stunden am Stück schlafen können?

Wenn Sie mindestens zwei der oben genannten Aussagen mit Ja beantworten können – dann sind Sie nicht allein, viele Mütter erleben um den ersten Geburtstag ihres Kindes herum diese Momente und Gefühlslagen.

Empfehlenswerte Literatur speziell zu den in diesem Teil angesprochenen Themen

Stephanie Schneider und Angelika Ullmann: *Auf nach Cappuccino! Wohlfühltipps einer glücklichen Mutter*, München 2008

Sigrid Engelbrecht: *Das Anti-Burnout-Buch für Mütter*, Freiburg 2012

Elizabeth Pantley: *Ab ins Bett! Das liebevolle Einschlafbuch für müde Eltern und aufgeweckte Kinder*, Stuttgart 2014

Tom Hodgkinson: *Leitfaden für faule Eltern*, Berlin 2009

Daniela Nagel: *Fünf Kinder? Sie Ärmste! – Ein Survival-Guide für gelassene Mehrfachmütter*, Berlin 2013

Und leider bisher nur auf Englisch:

Bryan Caplan: *Selfish Reasons To Have More Kids*, New York 2012

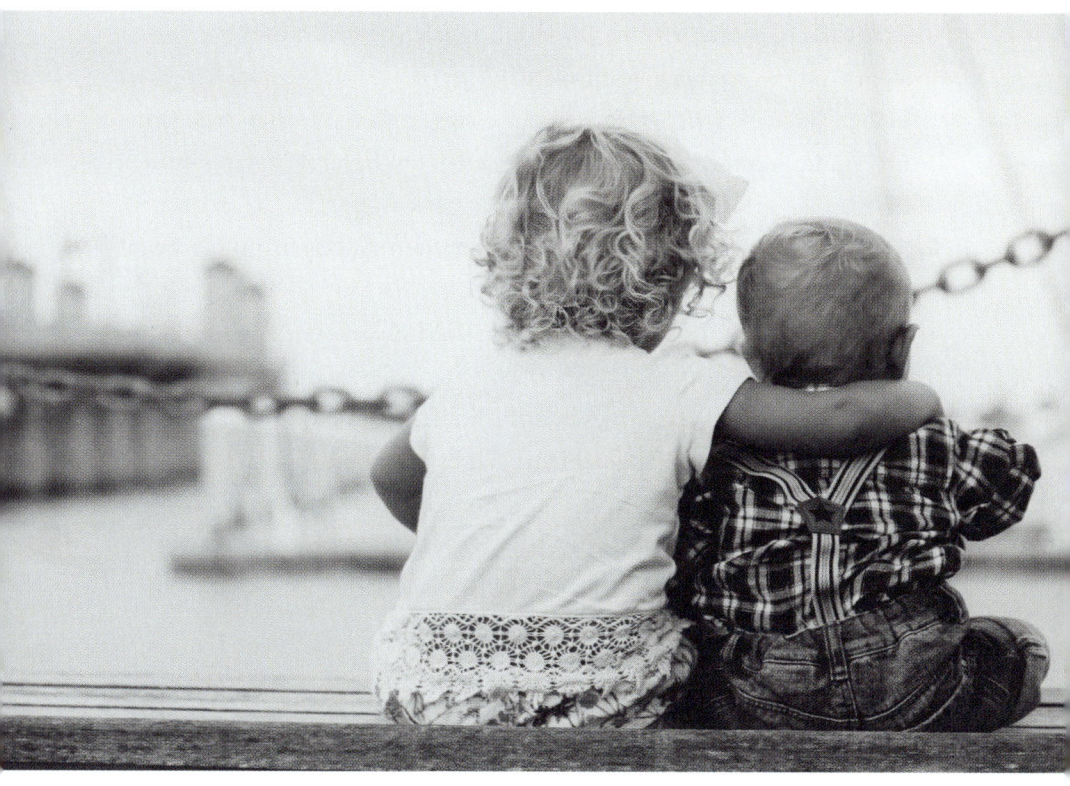

Große Freude für die meisten Kinder: ein Geschwisterchen!

»Meine Mutter hatte einen Haufen Ärger mit mir,
aber ich glaube, sie hat es genossen.«

MARK TWAIN (1835–1910),
amerikanischer Schriftsteller und Humorist,
der als sechstes von sieben Kindern
in Missouri aufwuchs

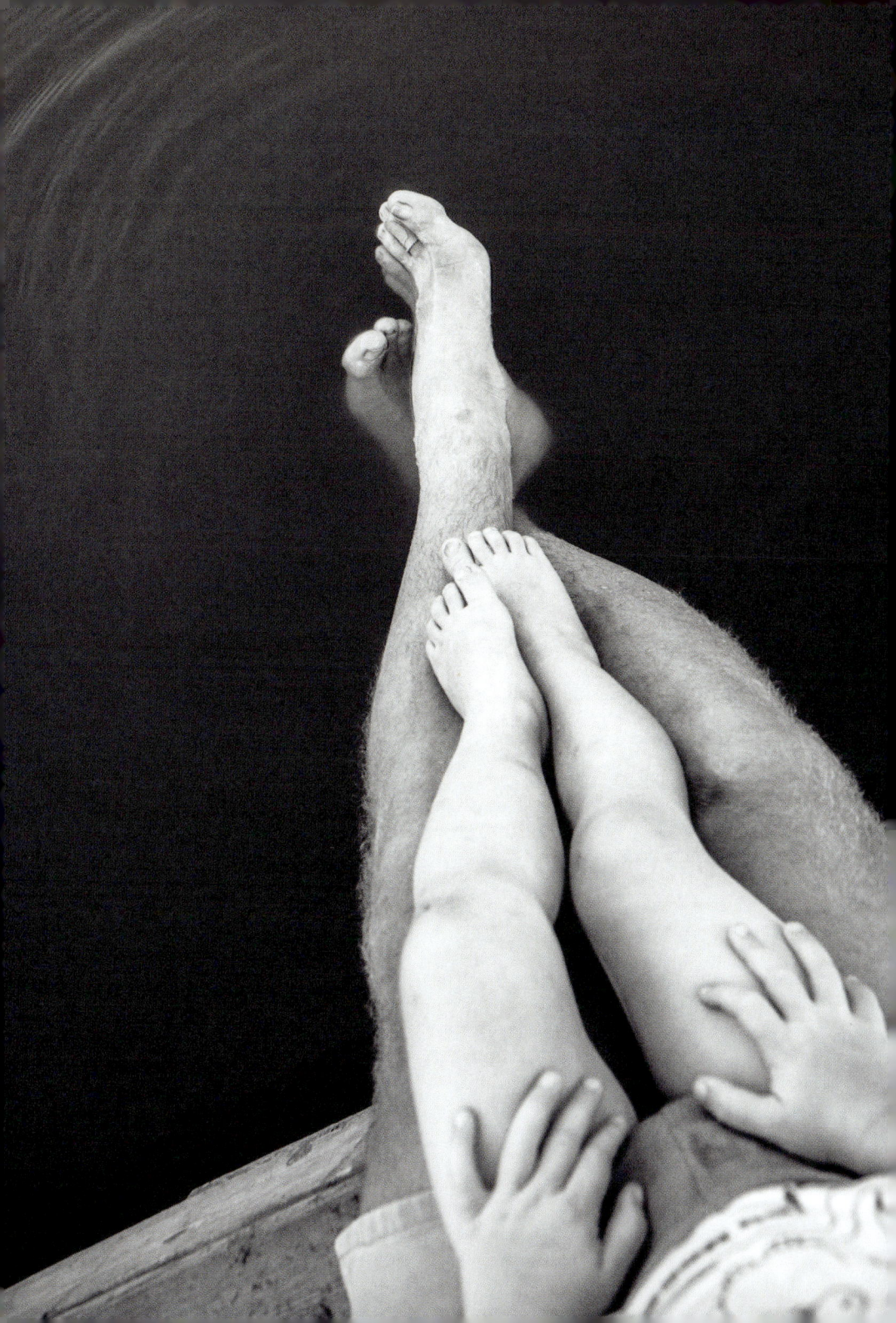

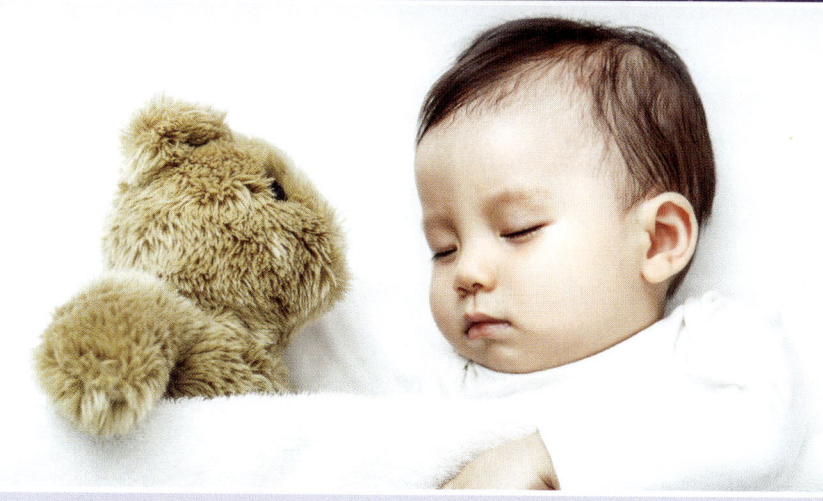

AUSBLICK:

UND WIE GEHT ES WEITER?

Kinderaufziehen ist wie Marathonlaufen. Man muss sich seine Kräfte gut einteilen, damit einem auf der Länge der Strecke nicht plötzlich die Puste ausgeht.

Das gilt auch für das Thema Schlafen. Wenn Sie mit Ihrem Kind die ersten 18 Monate (damit die ersten 547 gemeinsamen Nächte) gemeistert haben, ist das schon ein guter Start. Sie werden jedoch noch viele Jahre lang deutlich weniger schlafen, als Sie sich das vielleicht vor der Zeit Ihrer Elternschaft gedacht haben.

Ihre Kinder können möglicherweise:

- Phasen voller Albträume haben (oft mit etwa vier Jahren),
- sich schwertun, nachts trocken zu werden (drei bis fünf Jahre),
- alle Kinderkrankheiten durchmachen (ganze Kindheit),
- vor Tests unter Prüfungsangst leiden (Schulalter),
- öfters später heimkommen, als verabredet war (Pubertät).

In all diesen Fällen wird Ihr Nachtschlaf leiden.

Wenn Sie dann noch mehrere Kinder in verschiedenen Altersgruppen haben, können Sie sich ausrechnen, wie groß die Wahrscheinlichkeit ist, dass Sie auf Jahre mindestens einmal pro Nacht geweckt werden.

Deshalb ist es meiner Ansicht nach so wichtig, dass Sie Ihren Lieben von Anfang an klarmachen, dass Sie selbst ebenso ein Recht auf Schlaf und Erholung haben wie jedes andere Familienmitglied auch. Sie dürfen sich abends und nachts erholen, das ist Ihre Zeit. Dazu folgende Ideen:

1. Spannen Sie Papa ein!

Um mehr und besser schlafen zu können, sollten Mütter ihren Partner mit zunehmendem Alter der Kinder immer stärker in die Pflicht nehmen. Bloß weil Sie in der Stillzeit nachts für Ihr Kind aufgestanden sind, müssen Sie das doch nicht noch im Vorschulalter tun. Lernen Sie, Verantwortung abzugeben, und vereinbaren Sie feste Regeln, wann Sie selbst und wann Ihr Partner für die Nachtschicht zuständig ist. Rechnen Sie mit Widerstand und bleiben Sie hartnäckig. Vielleicht können Sie mit Ihrem Partner ja auch einen Deal aushandeln? Oder, wenn Sie Mehrfacheltern sind, die Zuständigkeiten nach Kindern statt nach Nächten aufteilen? Werden Sie kreativ und probieren Sie verschiedene Arten der Arbeitsteilung aus – aber teilen Sie sie.

Clevere Paare schaffen es, die Nachteinsätze über die Jahre gesehen einvernehmlich aufzuteilen. War Papa im ersten Lebensjahr des Kindes vielleicht kaum in der Pflicht, so kann er später seinem Kind doch die Albträume wegpusten, Fiebersaft geben oder Sorgen über den anstehenden Mathetest zerstreuen. Und auch nasse Pipi-Bettlaken wechseln können nicht nur Mütter.

2. Pflegen Sie Ihre Abende

Der Tag gehört Ihrem Job und Ihrer Familie, der Abend Ihrer Paarbeziehung und Ihrer eigenen Erholung. Folgendes dürfen Sie sich regelmäßig gönnen, damit Sie sich auch langfristig auf die Zeit nach Sonnenuntergang freuen können:

- Gehen Sie an einem festem Abend in der Woche bewusst früh ins Bett und leisten Sie sich eine Extraportion Schlaf.

- Suchen Sie sich einen festen Abend in der Woche, an dem Sie nur tun, was Ihnen guttut. Tanzen gehen, Freunde treffen, zum Sport gehen, die Badewanne einlassen – egal was, Hauptsache, es macht Spaß.

- Deklarieren Sie einen Abend in der Woche zum Pärchenabend, an dem Sie und Ihr Partner etwas tun, was Ihnen beiden Freude macht. Zusammen kochen, Sport machen, Musik hören, Socken sortieren, Essen oder früh ins Bett gehen. Sie werden schon wissen, was Ihr gemeinsames Ding ist.

Daniela Nagel (39) – Mutter von fünf Kindern, Romanautorin und Schreibcoach

৪০ ৫৪

»Mir ist die Privatsphäre mit meinem Mann sehr wichtig, sodass wir trotz anspruchsvoller (Ein)schläfer versuchen, uns Zeit allein am Abend zu erkämpfen. Vielleicht gerade weil wir fünf Kinder haben und unsere Zeit als Paar sowieso immer knapp ist. Unser Jüngster ist fünf, er schläft im eigenen Bett in seinem Zimmer. Er ruft schon noch öfters in der Nacht, dann wandere ich zu ihm rüber, wo ich auch eine Matratze liegen habe. Das stört mich nicht. Durch die Erfahrung mit den Älteren weiß ich: Irgendwann hört das auch auf.«

3. Rechnen Sie mit Schlafstörungen und gehen Sie sie an

Wer jahrelang kaum schlafen durfte, verlernt es irgendwann. Vielen Müttern ist nicht bewusst, dass ihr Schlaf infolge der ersten anstrengenden Baby- und Kleinkinderzeit auch dauerhaft Schaden genommen hat. Achten Sie also auf Ihr persönliches Schlafverhalten und suchen Sie sich Hilfe, wenn Sie sich immer noch schlaflos im Bett wälzen, obwohl aus dem Kinderzimmer schon längst nur noch friedliches Schnarchen tönt.

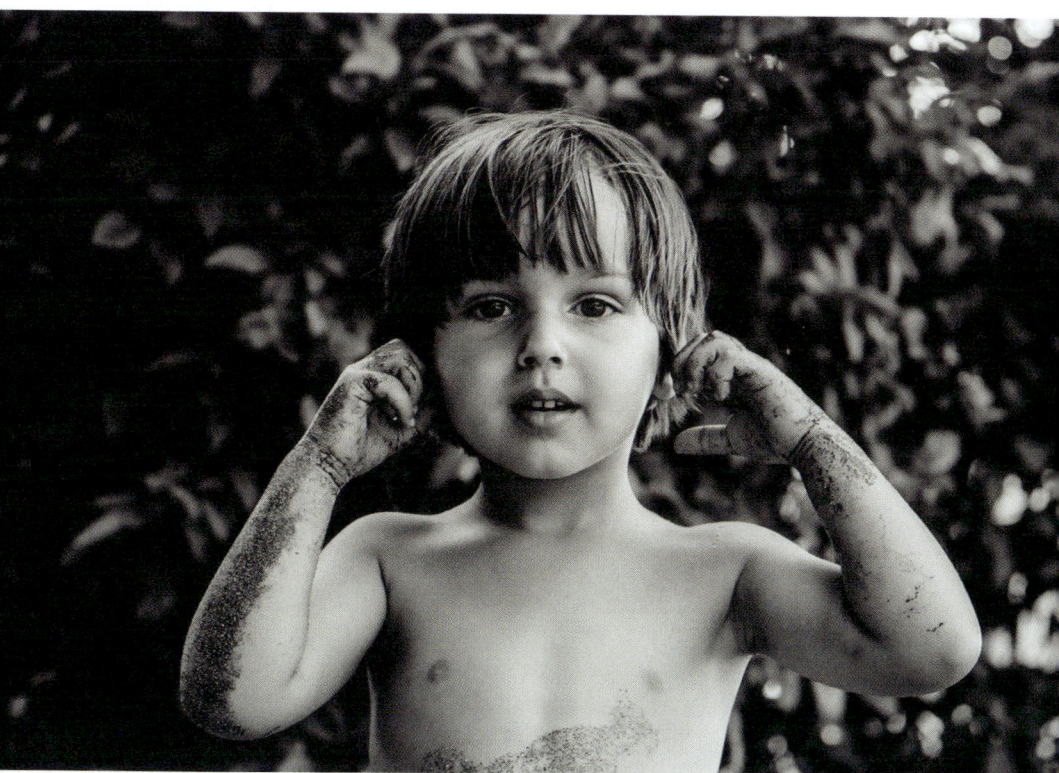

Kinder großzuziehen ist das letzte große Abenteuer. Gut, wenn man sich halbwegs ausgeschlafen hineinstürzen kann.

Die Tricks erfahrener Mütter: Intelligent verknüpfen

Normalerweise bin ich ein großer Freund der Maxime »eins nach dem anderen«, wenn es darum geht, auch mitten im Familientrubel Dinge organisiert zu bekommen. Es gibt aber Situationen, in denen eine streng chronologische Herangehensweise einen an den Rand des Nervenzusammenbruchs bringen würde und eine andere Strategie geeigneter ist.

Ich nenne diese Strategie »Intelligent verknüpfen«. Sie funktioniert besonders gut, wenn der Tagesablauf der Familie einer gewissen Struktur folgt und Ihre Kinder relativ feste Zyklen in puncto Schlafen, Essen und Spielen gewöhnt sind – daher eignet sie sich auch eher für große Babys und Kleinkinder ab etwa zehn bis zwölf Monaten.

Bitte verwechseln Sie diesen Ansatz nicht mit dem altbekannten Multitasking. Multitasking heißt ja im praktischen Familienalltag meist MuTTItasking, nämlich dass Mutter selbst eben einfach mehrere Sachen gleichzeitig macht.

Intelligent verknüpfen funktioniert anders. Es hat viel mehr mit geschicktem Delegieren und dem Ausnutzen von Synergieeffekten im Familienalltag zu tun, sodass am Ende in einer vorgegebenen Zeitspanne mehrere Dinge parallel passieren – bei gleichem Arbeitseinsatz seitens der Mutter. Sie sind kein Zirkusjongleur mit 1000 Bällen in der Luft, sondern agieren wie ein Billardprofi, der die Fliehkräfte der Kugeln für sich arbeiten lässt.

Das klingt alles verdammt theoretisch, wie? Dann gebe ich Ihnen ein Beispiel aus meinem eigenen Leben. In diesem Fall hat diese Strategie wunderbar geklappt (Sie sind Mutter wie ich und wissen also genau, dass das zu anderen Gelegenheiten auch mal grandios in die Hose ging):

Vor einiger Zeit, meine beiden »großen« Töchter waren damals fünf und knapp vier Jahre alt und mein Jüngster etwa 20 Monate, da stand ich an einem Samstagnachmittag um halb drei in unserem Zuhause vor folgender Situation:

Unsere einstündige Mittagspause (die auch ich selbst seit jeher nicht zur Hausarbeit, sondern zum Entspannen, Lesen oder Dösen nutze) neigte sich dem Ende zu und:

- Die Großen hatten zusammen im Dachgeschoss im Kinderzimmer gespielt, zwar leise, aber intensiv, dementsprechend wüst sah es dort aus.
- Der Kleine erwachte im Babyzimmer ein Stockwerk tiefer gerade aus seinem Mittagsschlaf, dort stapelte sich auch noch ein Berg frische Wäsche.
- Der Vater hatte an diesem Tag einen außerplanmäßigen beruflichen Einsatz, war also nicht da.
- Der nächste »Programmpunkt« unseres Nachmittags lautete gemeinsames Kuchenessen, worauf wir uns schon alle freuten. Danach stand der Besuch einer Sportveranstaltung an, bei der wir um 16 Uhr sein mussten.

Ich selbst hatte also einiges auf meiner Liste.

Vier Aufgaben waren noch vor dem Kuchenessen zu erledigen:

- Esszimmer und Küche für den nächsten Einsatz vorbereiten,
- den Kleinen kindgerecht langsam aus dem Bett holen, wickeln, anziehen und liebevoll in die zweite Tageshälfte begleiten,
- die frisch sortierte Wäsche im Babyzimmer verräumen und
- dafür sorgen, dass das Kinderzimmer unterm Dach wieder halbwegs begehbar wurde, ehe die Großen von dort herunterkamen.

Hätte ich mich angesichts dieser Aufgaben für die Methode »eins nach dem anderen« entschieden, wäre ich vermutlich bei diesem ziemlich schlechten Ergebnis gelandet:

- Ich gehe zu dem Kleinen, der gerade erwacht ist und mich ruft. Ich versuche, ihn direkt aus dem Bett zu holen. Er quengelt, will (wie immer) nicht aufstehen, sondern lieber noch etwas im Bettchen herumlungern. Ich mahne, erinnere, locke, appelliere, schimpfe, gerate zunehmend unter Druck (die Zeit läuft, und die To-do-Liste ist unverändert voll). Am Schluss schnappe ich mir den strampelnden Kleinen und ziehe ihn schwitzend und unter Protestgebrüll an.

- Ich gehe mit dem nun wütenden Kleinen nach oben und sage den beiden Großen, dass »hier aber mal tüchtig aufgeräumt werden muss«. Was weiter passiert, ahnen Sie bereits: Ich mahne, erinnere, locke, appelliere, schimpfe – und räume am Ende entnervt das ganze Dachgeschoss auf, mit Minimalassistenz zweier nölender Kindergartenkinder und unter lautstarker Begleitung des weiterhin quengeligen und besonders anhänglichen Kleinen.

- Dann gehen wir allesamt ins Erdgeschoss, wo ich die Küche, den Kuchen und den Esstisch herrichte, während pausenlos Kinder um mich herumwuseln, die wahlweise grölend über Tische und Sofas toben oder unter frenetischem Gejohle »Kuchen! Kuchen! Kuchen!« fordern. Ob wir es noch pünktlich zur Sportveranstaltung schaffen? No way, José!

Können Sie verstehen, dass ich diese Lösung für nicht ganz soo attraktiv halte? Dann erkennen Sie sicher auch, warum ich mich für das nun folgende Alternativvorgehen nach der Maxime »Intelligent verknüpfen« entschieden habe:

- Ich gehe zu dem Kleinen, der gerade erwacht ist und mich ruft. Ich spreche kurz liebevoll mit ihm, lasse ihn dann weiterhin im Gitterbettchen herumlungern und fange an, die Wäsche in seinen Schrank zu räumen.

- Zwei Minuten später rufe ich ins Dachgeschoss zu meinen beiden Mädchen hoch: »Ihr Lieben, Mittagspause ist zu Ende! Ich habe eine Idee: Sollen wir ein Wettrennen machen? Wer von uns schneller seine Sachen aufgeräumt hat – ihr eure Zimmer oder ich die Küche –, der bekommt nachher das erste Kuchenstück. Okay?« Meine beiden Kindergartenkinder lieben jeglichen Wettstreit, schreien »Ja! Auf die Plätze, fertig, los ...« ins Treppenhaus und beginnen unter Freudengeschrei (kein Witz!), selbstständig aufzuräumen.

- Ich gehe derweil entspannt in die Küche, räume in Ruhe auf und decke den Tisch. Zwischendurch schaue ich ab und zu im Babyzimmer beim kleinen Bettbewohner vorbei und bedenke ihn mit ein paar Wohlfühlsätzen, oder ich rufe von Zeit zu Zeit kurze, motivierende Zwischenstände ins Dachgeschoss (»Woah, ich bin hier noch mittendrin, seid ihr etwa schon fast fertig? Mensch, ich glaube, ihr gewinnt!«).

- Nach spätestens 15 Minuten sind wir alle fertig. Ich lasse die Großen natürlich »gewinnen«, dann treffen wir uns alle beim Kleinen im Babyzimmer. Der hatte seinen gemütlichen Start und lässt sich jetzt ruckzuck anziehen. Zusammen gehen wir entspannt hinunter zum Kuchenessen am fertig gedeckten Tisch. Pünktlich zum Sport kommen wir danach auch.

Ergebnis: eine WIN-WIN-WIN-Situation für uns alle.

- Der Kleine hatte Zeit und Muße, um in Ruhe aufzuwachen, und genoss dabei immer wieder mal Mamas angenehme und beruhigende Gesellschaft.
- Die Großen hatten viel Spaß beim Gewinnen und das tolle Gefühl, als Geschwisterteam selbstständig etwas geschafft zu haben.

Ich selbst habe gleich drei Aufgaben gleichzeitig gelöst (Erdgeschoss, Kinderzimmer, Babywäsche), dazu meine großen Kinder ein Stück weiter zur Selbstständigkeit erzogen und den Bedürfnissen des Kleinen Rechnung getragen.

Und, jetzt kommt das Tollste: Das alles hat mich selbst keinerlei Extraaufwand an Zeit, Kraft oder Aufmerksamkeit gekostet. Ich habe nur geschickt kombiniert.

Diese Anekdote ist auch ein Paradebeispiel dafür, wie Sie als Mutter von einem klar strukturierten Tagesablauf und gelernten Familienregeln profitieren.

- Wenn mein jüngster Sohn nicht klar gelernt hätte, wann und wo sein Mittagsschlaf stattfindet, hätte ich nicht den Bewegungsspielraum, die anderen Aufgaben parallel zu übernehmen.
- Wenn meine größeren Kinder nicht seit ihrer Babyzeit wüssten, dass zu den Schlafzeiten der Familienbetrieb auf Sparflamme läuft, hätten mein kleiner Sohn und ich uns nicht so optimal ausruhen können.
- Wenn ich selbst die Schlafzeiten der Kinder nicht auch zur eigenen Erholung nutzen, sondern ständig im Haushalt werkeln würde, dann bräuchte ich sicher nicht so viele Aufgaben »intelligent zu verknüpfen« – aber dann hätte ich vermutlich auch chronisch schlechte Laune und befände mich oft am Rand des Zusammenbruchs.

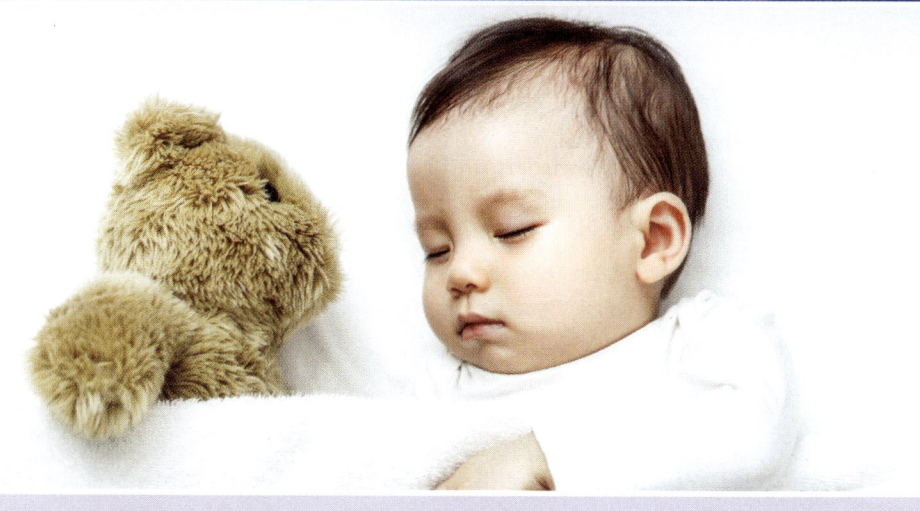

NOCH MEHR LESETIPPS

Bücher zu den Themen Mutterschaft und Leben mit Kindern, die mich besonders inspiriert, amüsiert und aufgebaut haben:

> Monika Bittl/Silke Neumayer: *Muttitasking*, Knaur 2013
>
> Patricia Cammarata: *Sehr gerne, Mama, du Arschbombe. Tiefenentspannt durch die Kinderjahre*, Bastei-Lübbe 2015
>
> Gabriele Pohl: *Kindheit – aufs Spiel gesetzt*, Dohrmann 2008
>
> Herbert Renz-Polster: *Die Kindheit ist unantastbar. Warum Eltern ihr Recht auf Erziehung zurückfordern müssen*, Beltz 2014
>
> Ayelet Waldman: *Böse Mütter. Meine mütterlichen Sünden, großen und kleinen Katastrophen und Momente des Glücks*, Klett-Cotta 2010
>
> Andreas Weber: *Mehr Matsch! Kinder brauchen Natur*, Ullstein 2011

Blogs, die meinen Alltag als Mutter bereichern:

> *dasnuf.de* – Patricia Cammarata ist Mutter, It-Projektleiterin in Berlin und eine der erfolgreichsten Bloggerinnen Deutschlands. Aber deshalb sollte man sie nicht lesen. Sondern weil ihre Texte so lustig und wahr sind.
>
> *berlinmittemom.com* – Anna Luz de León, Mutter von drei Kindern, bloggt ganz wunderbar über ihr Familienleben in Berlin.
>
> *mama-arbeitet.de* – Christine Finke ist Bloggerin, Autorin, Lokalpolitikerin und alleinerziehende Mutter dreier Kinder in Konstanz. Niemand bloggt ehrlicher und gleichzeitig informativer über das Leben als Alleinerziehende.

Außerdem kann ich noch die Blogs *stadtlandmama.de* und *frau-mutter.com* (beide schon regelrechte Magazine mit tollen Gastbeiträgen), *vonguteneltern. de* (Babyexperten-Blog), *mama-notes.de* (praller Alltag) und *mutterseelesonnig. wordpress.com* (für die bissigen Momente) empfehlen. Wer sich durch die Blogs liest, merkt schnell: So wie mir geht's anderen Müttern auch. Und dieses Gefühl rettet einem so manchen Tag.

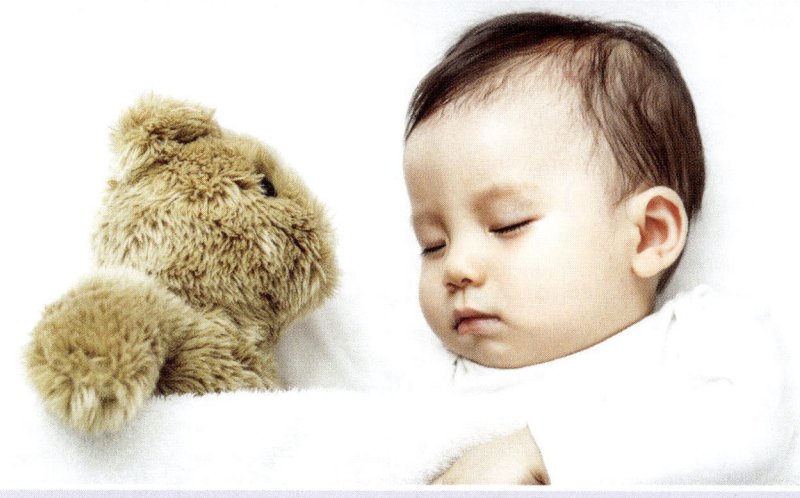

DAS BESTE ZUM SCHLUSS

Für das Ende dieses Buchs habe ich mir meinen absoluten Lieblingstipp aufgespart. Ich mag ihn deshalb so sehr, weil er so herrlich paradox und unvernünftig klingt. Er lautet:

Erleichtern Sie sich Ihr Elternleben – schenken Sie Ihrem Kind Geschwister!

Nach fast 170 Seiten, in denen ich in fast jedem Kapitel beschrieben habe, wie Ihr Kind Sie nachts auf Trab halten kann, komme ich jetzt mit einem Plädoyer für viele Kinder daher? Ja, bin ich denn noch ganz dicht??

Keine Sorge, mir geht's gut. Mit drei Kindern im engen Altersabstand kann ich aus eigener Erfahrung sagen: So ein vielköpfiges Familienleben ist wunderschön, und überraschenderweise hat man es im Alltag als Mutter oft leichter mit mehreren Kindern. Kinder lieben es, Teil einer größeren Gruppe, einer »Bande« zu sein. Sie orientieren sich an ihren Geschwistern, und der Herdeneffekt bei so einer Geschwistergruppe ist meiner Beobachtung nach in fast allen Bereichen hoch – auch beim Thema Schlafen.

Was die Älteren machen, ahmen die Jüngeren sofort nach, das gilt für den größten Blödsinn genauso wie für das Erlernen der Familienregeln. Meinem Jüngsten musste ich nichts mehr extra beibringen. Er war ja jeden Abend dabei, wenn ich zuerst seine beiden älteren Schwestern ins Bett brachte. Und war er dann an der Reihe, spulte ich mein kleines Einschlafmantra zum dritten Mal ab, und der Kleine wusste, dass er jetzt friedlich schlafen gehen konnte: Die Großen hatten es ihm ja vorgemacht, also musste es wohl in Ordnung sein.

Manchmal schlafen Geschwister auch besser in einem gemeinsamen Zimmer, oder sie kuscheln sich sogar zusammen in ein Bett. Zu zweit fühlen sie sich stark, nächtliche Kinderängste sind seltener.

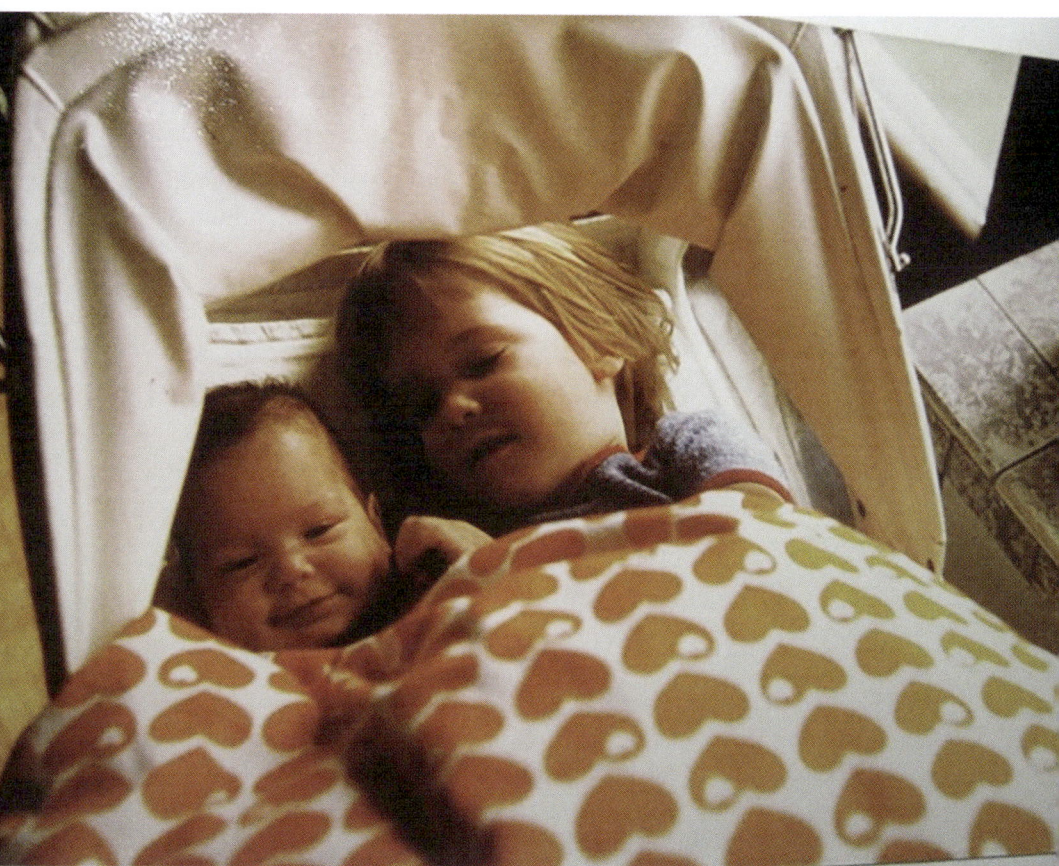

Ein Bild aus dem Jahr 1977: Meine jüngere Schwester und ich zusammengekuschelt im damals sehr hippen Kinderwagen mit Guckfenster und Graziela-Herzchen-Bettwäsche.

Ältere Kindergartenkinder können zudem durchaus lernen, sich bis zu einer vorher vereinbarten Uhrzeit erst einmal mit ihren Spielsachen zu beschäftigen. Sind dann noch Geschwister da, kommt das Spiel wie von selbst in Gang – und Sie können frühmorgens länger schlafen und in Ruhe aufwachen.

Sie sehen, die Nächte einer Mehrfachmutter sind gar nicht so ein Albtraum, wie Sie vielleicht während der vorangegangenen Kapitel dachten. Wenn Sie also die Chance haben, Ihrem Kind Geschwister zu schenken, wagen Sie es. Sicher, es ist ein Abenteuer – aber eins von der schönen Sorte.

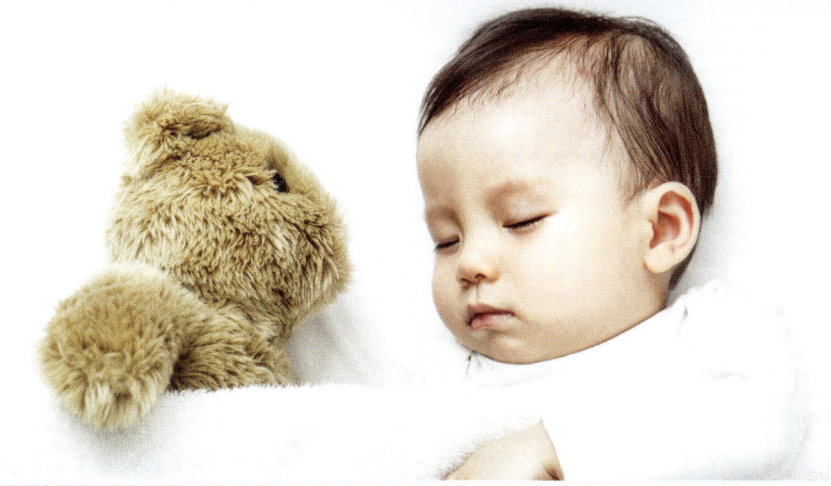

DANKSAGUNG

Dieses Buch hätte ohne die Unterstützung vieler Menschen nicht entstehen können. Ihnen allen möchte ich von Herzen danken.

DANKE also …

… zuallererst meinem Mann und meinen Kindern für ihr Vertrauen, ihre Geduld und ihre Liebe. Das Zusammenleben mit ihnen ist eine meiner wichtigsten Inspirationsquellen überhaupt.

… besonders auch allen Frauen, die ich für dieses Buch interviewen durfte, für ihre Tipps und ihre Offenheit bei der Schilderung ihrer Erfahrungen und Gefühle als Mutter. Beim Thema »Durchschlafen« Klartext reden? Diese Mütter haben sich getraut!

… allen, die mir mit fachkundiger Unterstützung und Hilfe zur Seite gestanden sind: meiner Sachbuchagentin Swantje Steinbrink, meiner Lektorin Dr. Sybille Wallner und allen anderen beteiligten Verlagsmitarbeitern bei mvg. Ohne sie gäbe es nur ein wüstes Word-Dokument auf einem Laptop, kein Buch.

…zu guter Letzt auch allen, die so großzügig waren, ihr Wissen und ihre Erfahrung mit mir zu teilen. Darunter zum Beispiel die Diplompädagogin Gabriele Pohl, die mit *Kindheit – aufs Spiel gesetzt* eins meiner Lieblingsbücher zum Thema Kindheit geschrieben hat, die Kinderärztin Dr. med. Wirtz-Gerlach sowie die Autorin und Fünffachmutter Daniela Nagel, die maßgeblich dazu beigetragen hat, dass ich beim Gedanken an ein viertes Kind keine Panikattacke mehr bekomme.

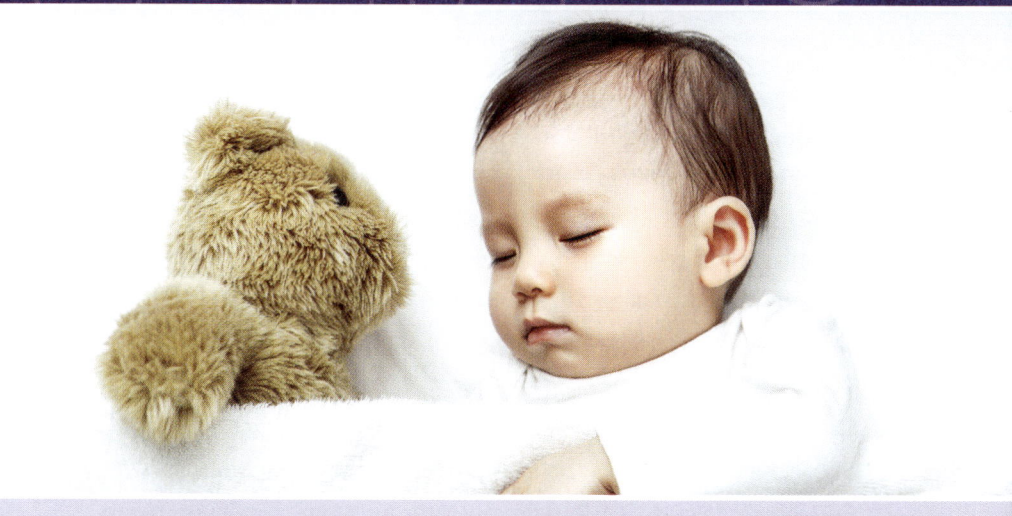

LITERATURVERZEICHNIS

Bohlmann, Sabine. *Noch ein Löffelchen voll Zucker*. Köln: vgs Egmont, 2010.

Caplan, Bryan Douglas. *Selfish Reasons To Have More Kids*. New York: Basic Books, 2011.

Chamberlain, Sigrid. *Adolf Hitler, die deutsche Mutter und ihr erstes Kind*. Gießen: Psychosozial-Verlag, 1998.

Dibbern, Julia. *Verwöhn Dein Baby nach Herzenslust*. Weinheim, Beltz 2014.

Drust, Rike. *Muttergefühle*. Gesamtausgabe. München: Bertelsmann, 2011.

Ellison, Katherine. *Mutter sein macht schlau*. München: Kunstmann, 2006.

Engelbrecht, Sigrid. *Das Anti-Burnout-Buch für Mütter*. Freiburg: Kreuz Verlag, 2012.

Gebhardt, Miriam. *Die Angst vor dem kindlichen Tyrannen*. München: DVA, 2009.

Gopnik, Alison. *Kleine Philosophen. Was wir von unseren Kindern über Liebe, Wahrheit und den Sinn des Lebens lernen können*. Berlin: Ullstein, 2009.

Hodgkinson, Tom. *Leitfaden für faule Eltern*. Berlin: Rogner & Bernhard, 2009.

Renz-Polster, Herbert/Imlau, Nora. *Schlaf gut, Baby! Der sanfte Weg zu ruhigen Nächten*. München: Gräfe und Unzer, 2016.

Iovine, Vicki. *Du wirst das Kind schon schaukeln*. Stuttgart: TRIAS, 2013.

Jolig, Sam. *Böse Mutter – gute Mutter*. München: Goldmann, 2012.

Juul, Jesper. *Nein aus Liebe*. München: Kösel, 2009.

Kast, Bas. *Wie der Bauch dem Kopf beim Denken hilft. Die Kraft der Intuition*. Frankfurt, M.: S. Fischer, 2007.

Kast-Zahn, Annette/Morgenroth, Hartmut. *Jedes Kind kann schlafen lernen*. München: Gräfe und Unzer, 2013.

Kendall-Tackett, Kathleen A. *The Hidden Feelings Of Motherhood*. Oakland: New Harbinger Publications, 2001.